黒死病

疫病の社会史

ノーマン・F・カンター

久保儀明＋楢崎靖人 訳

青土社

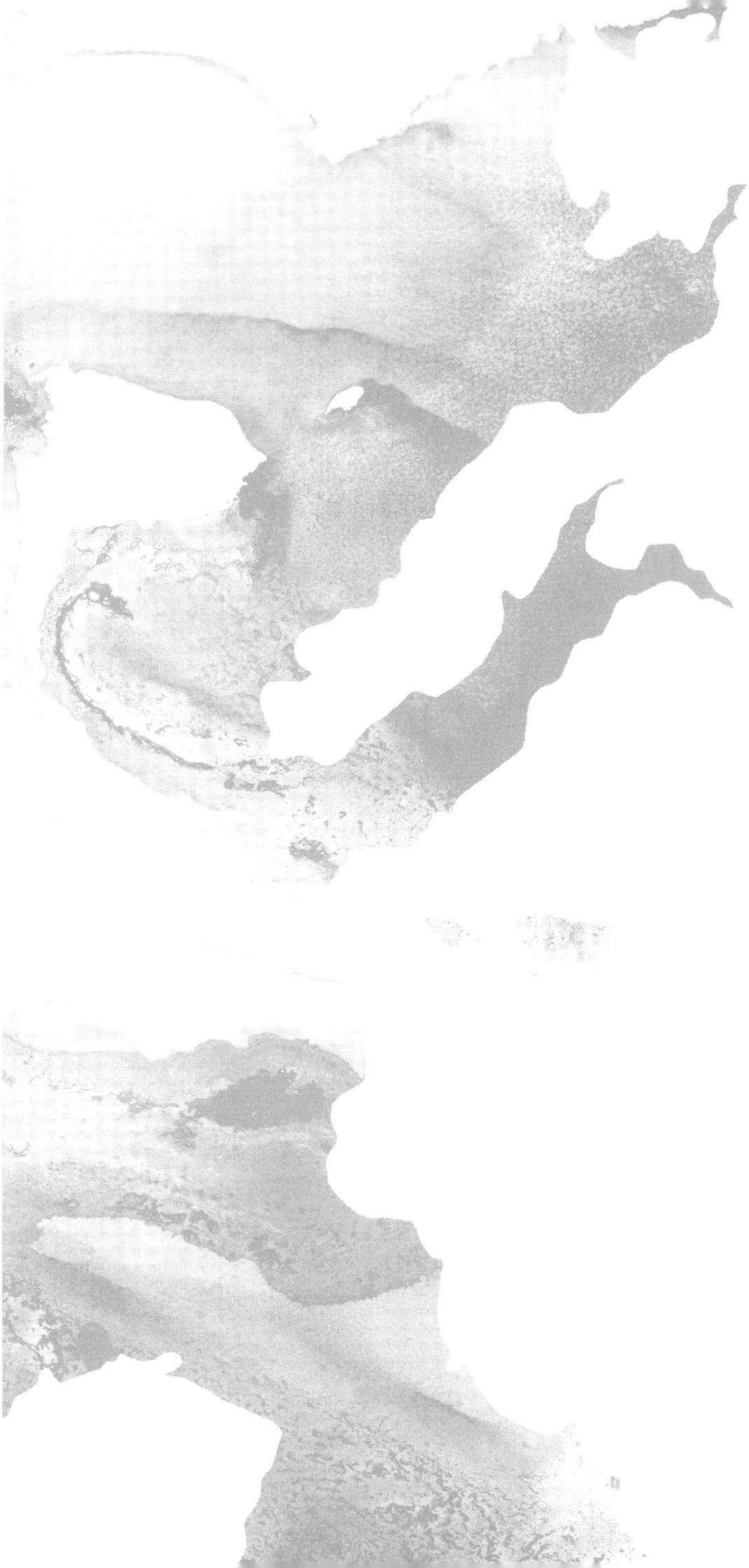

黒死病——目次

III 歴史

黒死病

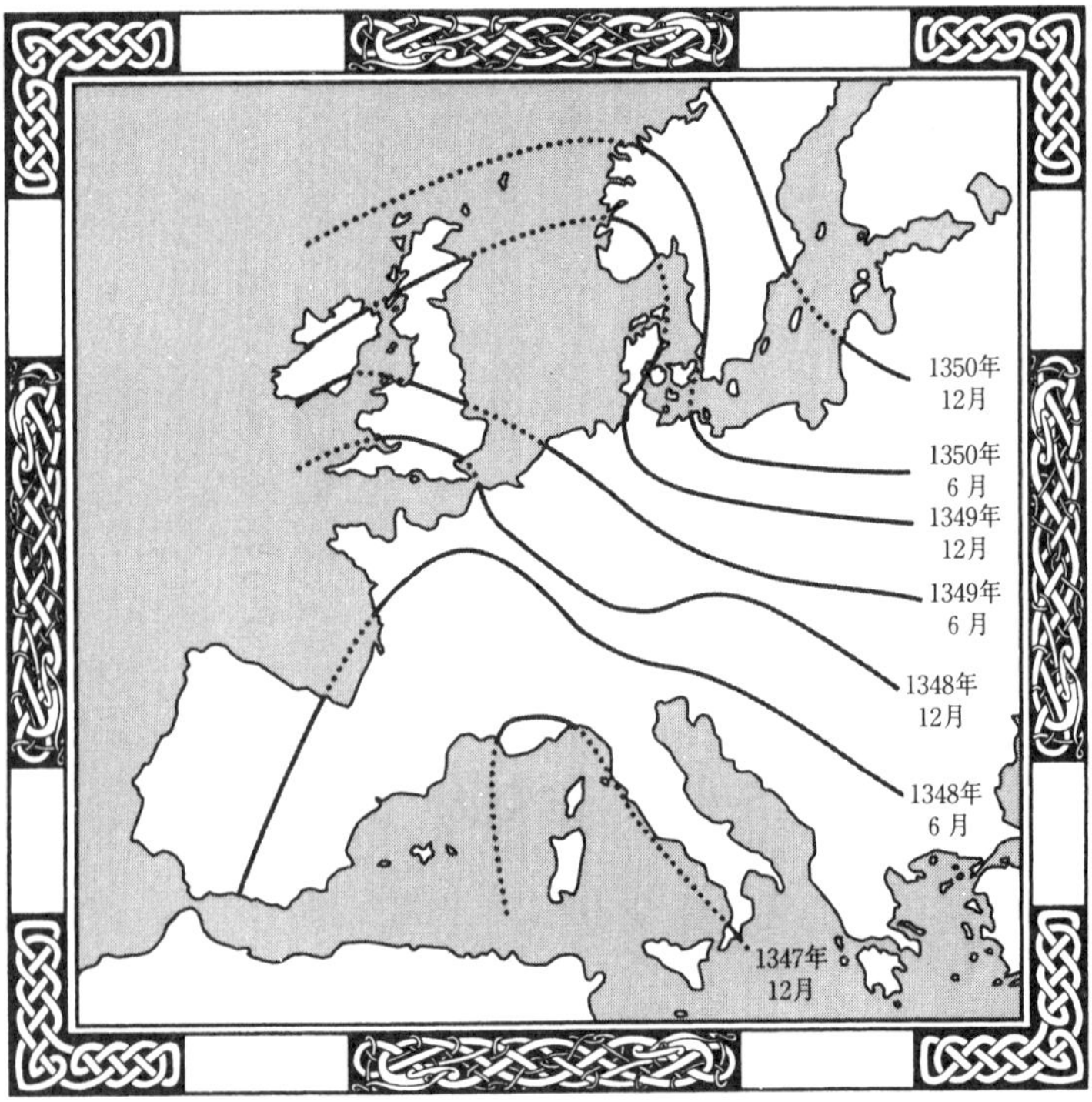

14世紀のヨーロッパを席巻した
黒死病の爪痕
Graham Twigg, *The Black Death*, 1984

I　生物医学的な状況

第一章　みんな病気になってしまった

新たなミレニアムを迎えて世紀も改まり六カ月が過ぎ去った頃、「アメリカ医師会」は、感染性疾患に関する会議を開催したのだが、この会議に参加していた科学者や医療機関の責任者たちが表明した見解は、私たちを戦慄させせないではおかない類いのものだった。こうした医療の専門家たちが強調したのは、死因に感染性疾患が占める比率が全世界では第一位、アメリカ合衆国においても第三位を占めているばかりか、そうした状況は、今後、さらに悪化する恐れがあるという見通しだった。

ある専門家は、世界が地球規模の「一つの村」ともいうべき時代を迎えようとしているとの観点から、アメリカ合衆国においては感染性疾患が自然感染によってこれまで以上に脅威的な疾患になりうると警告した。彼は、こうした発言によって、感染性疾患の脅威が抗生物質によって一掃されたといった誤解から生まれた気のゆるみに警鐘を鳴らそうとしたのである。

だが、生物兵器を用いたテロ行為は、それとは比べ物にならないほどの規模において、恐るべき感染症の大流行を合衆国にひきおこす可能性を秘めている。「ニューヨーク・タイムズ」は、その会合に参加したある科学者が、「合衆国の健康管理システムは、生物兵器を用いたテロ攻撃に対処しうる状況にはない。こうした事態が突発したとすれば、合衆国のほとんどの医師たちがこれまでにまったく目にしたことがないような炭疽病、ペスト、天然痘といった疾病に冒された何十万人もの患者たちが洪水のように病院に押し寄せるに違いない」と警告したと伝えている。

「アメリカ医師会」が開催した会議の席上でカッサンドラーの予言を連想させる発言が相次いだ、まさにその同じ週にNBCの夜のニュースは、アメリカの生物化学者がロシアの生物化学者と協力して大規模な生物兵器製造工場の浄化、閉鎖作業をおこなっている映像を放映していた。ニュースキャスターは、この工場が生物戦を効果的に展開することができる限度をはるかに越えた生産能力をもっていたと論評していた。ロシアがそうした余剰兵器をイラクに輸出していたのではないか、また、その工場がいくつかの生物兵器製造工場の一つにすぎず、稼動している工場がそのほかにもあるのではないかといった、誰しもが抱かざるをえない疑問にはニュースキャスターは言及しなかった。

「ニューヨーク・タイムズ」がその記事を国内版の人目につかない一五面に掲載し、NBCのニュースがロシアの生物兵器製造工場の報道に四分しか時間を割かなかったという事実は、感染性疾患とその大流行がアメリカの安寧に与える脅威という問題が未だに二義的な重要性しかもっていないと考えられていることを明らかにしている。その脅威は、合衆国の次の大統領が任期を終える頃までには、中世後期のヨーロッパ、とりわけイングランドを襲った疫病が引き起こした災厄と同じように、アメリカの社会が直面している問題として誰の目にも明らかな形で浮上してくるに違いない。

一五〇〇年頃、イングランドの子供たちは、「バラを囲んで手を繋ごう」と抑揚をつけて歌いながら遊んでいた。筆者が子供時代を過ごした一九四〇年代のカナダでも子供たちは、輪を作って唄を歌いながらまわったものである。

バラを囲んで手を繋ごう
ポケットには入るだけの花を詰めて
ああ、なんて悲しいことだろう
私たちは、みんな病気になってしまった

この唄の起源は、ペストによる風邪によく似た症状と皮膚の変色、その結果として引き起こされた大量死にほかならない。子供たちは、一三四八年から一三四九年にかけて津波のように押し寄せてきた黒死病の大流行とその余波の記憶を抑圧しようとした人々の心の鬱屈を映し出す鏡だった。つまり、子供たちの遊びは、途方もないほど甚大な被害をもたらした悪疫を目の当たりにした恐怖と不安を癒そうとしていた大人たちの複雑な感情が入り交じった強い願望と抑圧を反映して生まれた一つの習慣だったのだ。民俗学者や精神科医たちは、この唄をそんなふうに解釈している。

この唄は、生命は想像力をはるかに越えた美しさをたたえているにもかかわらず、現実は堪え難いほど残酷であることを表現している。一四世紀も終わろうとしている頃、かつては田舎の教区の司祭だったロンドンの聖職者ウィリアム・ラングランドは、長大でまるで整っていない、だが、人の心を動かすだけの力のこもった表現をちりばめた精神的な叙事詩『農夫ピアズの幻想』において、二つの感染症（天然痘とペスト）が人々に与えた衝撃に触れている。その一部をここにご紹介しておこう。

かくて造物主《つくりぬし》は、数多《あまた》の人々を腐敗の罪により滅ぼし給う
そが御はからいによりて、すべては、須臾の間に土に還る
神の御前では国王と騎士、皇帝と教皇の区別もあることなく
学識の有無にかかわりなく、誰一人として薙ぎ払われざる者なし
そが怒りに打たれしもの、二度とふたたび立つこと能わず
数多《あまた》の麗しき貴婦人も、そが愛せし騎士たちも
病の床に就きて死の一撃に打たれ、悲しみに包まれて土に還る
今や、神は、耳を閉ざし給い、我らが祈りが神に届くことなければなり
我らが罪の故に、神は、石臼もて善良なる人々をもすり砕き給う

「バラを囲んで手を繋ごう」と歌いながら無心に遊んでいた子供たちと陰鬱な苦悩に満ちたロンドンの聖職者は、そのいずれもが、心理学という観点から見れば、イングランドばかりかヨーロッパのほとんどの地域を襲った、比較を絶した生物医学的な災厄に独自の方法によって対処しようとしていたと言うことができよう。

一三四八年から一三四九年にかけて大流行した黒死病は、ヨーロッパの歴史、というより、おそら

くは世界の歴史における最大の生物医学的な災厄だった。その重要性をすぐさま認識したのはアラブの傑出した歴史学者イブン・ハルドゥーンであって、彼は、その後ほどなくして、「東西両文明は、国土を荒廃させ、途方もないほど数多くの住民を消滅させてしまった壊滅的な悪疫に見舞われた。それは、文明の数多くのすぐれた遺産を人々の日々の生活から奪い去ってしまったのである」と書き残している。フィレンツェの同時代のある作家は、それを「人道の根絶」と表現している。

西ヨーロッパの総人口のうち少なくとも三分の一がその当時「流行病」と呼ばれていた悪疫（黒死病という言葉が作りだされたのは一八〇〇年以降の話である）によって命を落とした。これは、具体的には一三四七年から一三五〇年にかけて、ほぼ二〇〇〇万もの生命が奪われたことを意味している。一九一八年に大流行した、いわゆる「スペイン風邪」は、世界の各地に住んでいたほぼ五〇〇〇万もの人々の生命を奪ったのだが、これとても、ヨーロッパの人口の三〇パーセントから五〇パーセントもの人々を死に追いやった黒死病の衝撃と比較すれば、総人口に死者の占める比率は、疑いもなく小さなものだった。

黒死病は、地中海世界と西ヨーロッパのほとんどの地域を襲った。イングマール・ベルイマンが一九五七年に製作した映画『第七の封印』は、黒死病がスウェーデンに与えた衝撃を描いているのだが、ベルイマンは、一三五〇年頃スウェーデンを襲った黒死病が強烈なペシミズムの時代をもたらし、恐怖とこの世のはかなさという感情を撒き散らしたと考えていた。

だが、一三四八年から四九年にかけてイングランドを襲った生物医学的な荒廃は、いかなる国といえども体験したことがないほど悲惨なものだったばかりか、一四世紀以降も保存に耐えた豊富な資料のおかげで、私たちは、イングランドの事例を研究することによって黒死病が個人と社会に与えた衝撃の詳細をもっとも効果的に検証することができる。それればかりか、黒死病は、一三五〇年以降の一世紀において少なくとも三波にわたってイングランドを襲った。一三四〇年代も終わろうとしていた頃、イングランドを見舞った社会的大変動が比較を絶した、人類史上きわめて稀な苛烈なものであったとはいえ、それに引き続く黒死病の大流行による死亡率もきわめて高いものだった。

イングランドとウェールズの人口は、一三世紀において倍増した。並外れて温かな気候は、じゅうぶんな湿気と相俟って豊作をもたらし、ふんだんな食料の供給によって死亡率が低下した。次いで、近代以前の農村社会の人口についてマルサスが指摘している周期のうち下降傾向（人口の増加は等比級数的で、食糧の増産は等差級数的であるため、戦争、飢饉、疫病などが人口を抑制する）が始まった。

一三〇〇年には六〇〇万という中世を通して最高値に到達していたイングランドの人口は、一三二〇年代には飢饉のせいですでに下降線を描いていた。だが、人口の激減を引き起こしたのは主として黒死病であって、その回復は、遅々として進まず、きわめて長い歳月を要した。一七世紀も後半に入るとイングランドの人口はかなりな上昇線を描き始めたにもかかわらず、一六六五年には恐るべき黒死病の最後の大流行がイングランドを襲った。『ロビンソン・クルーソーの冒険』の著者であるとともにジャーナリストであったダニエル・デフォーは、そのありさまを『疫病流行記』（一七二二年）にありありと描きだしている。

一三〇〇年にイングランドとウェールズの人口が到達したほぼ六〇〇万という水準は、一八世紀の中葉まで回復されることはなかった。

近年、科学雑誌、新聞記事、物語において、黒死病と著しい近似やかかわりを示していると思われる、近代において人々を襲った疾病や流行病が指摘され、一四世紀の歴史的な荒廃に新たな解釈が施されている。だが、黒死病の臨床的な判断については、常にある程度の不確かさがともなう。というのも、患者が罹っている疾病を診断する一四世紀の医療技術にはきわめて大きな限界があったからである。

一四世紀の医療が達成していた技術には見るべきものがなかったわけではない。医師たちは手足を切断することができたし、通常の場合、その傷口を効果的に焼灼することができた。頭痛、軽度の腹痛、月経困難症にともなう下腹部痛ばかりか、心理的な抑鬱感を含めたさほど深刻ではない心身の苦痛に薬草が医療効果を発揮するという貴重な知識ももっていた。だが、その種の技術と知識は、流行病の猛威にはまったく歯が立たなかったのである。

中世の医師たちは、疾病を肉体的な状況、つまり、個々の体液の平衡失調に起因すると考えていた、紀元後二世紀のギリシアの医学者ガレノスの理論に従っており、診察の主たる判断材料は、眼球結膜の色調と尿の濃度だった。

もっとも一般的にとられていた疾病の医療手段は、あるべき姿だと考えられていた肉体的な平衡を、瀉下（浣腸）、あるいは、瀉血によって回復することだった。疾病に冒されている患者から血液を抜き取ることが信頼に値する治療法だと考えられていたのであって、そうした事情は、一九世紀に入っても変わらなかった。腸の清掃も、治療効果があると考えられていたのだが、浣腸は、今でもごく一般的におこなわれている家庭療法の一つである。一九世紀の医学は、無菌手術、麻酔法、天然痘に対する種痘といった新たな技法を開発したとはいえ、流行病の大規模な蔓延を前にしては、一四世紀のイングランドの医師たちより効果的な手段を施すことができたわけではなかった。

一九一八年に世界的に大流行し、さしたる根拠もないまま「スペイン風邪」と名づけられたインフルエンザは、ほんの一年のうちに五〇〇〇万人もの人々の生命を奪ったのだが、二〇世紀初頭の医学の専門家たちは、黒死病に直面した中世の医師たちより診断と治療に効果的に対応できたわけではなかった。一四世紀の医師たちにとっては知る術とてなかった細菌とある種のウイルスを顕微鏡によって目にすることができたにもかかわらず、一九一八年に大流行したインフルエンザが竜巻のように全世界を襲ったかと思う間もなく姿を消してしまった理由を理解している人は、本質的な意味合いにおいては、誰一人としているわけではない。一九一八年に流行した「スペイン風邪」の犠牲者が葬られているスピッツベルゲンとカナダの墓所から採取された細胞のDNA分析は、近年、緒に就いたばかりである。

本書においては、黒死病について生物医学が近年明らかにしている情報を概説した後、黒死病に二つの角度から検討を加えることにしたい。まず、本書は、きわめて大規模な生物医学的な荒廃が、その犠牲者と生存者を含めた個々の人々、その家族、慣習、制度、文化的・社会的階層に与えた影響を明らかにするとともに、こうした悲惨な体験のなかから今後の私たちの社会にとって導きの糸となりうるものを抽出するという目的をもっている。

これは、黒死病についてミクロ的な観点からその詳細を明らかにする試みにほかならない。もう一つの展望は、マクロ的な視野に立つものである。本書は、医学の歴史の分野において蓄積されてきた知識を援用することによって、一四世紀を、その種の感染性疾患の恐るべき蔓延の長い歴史という脈絡のなかに置くことを目的としている。

ミクロ的なレヴェルにおいては、生物医学的な荒廃に苛まれていた社会において指導的な役割を担っていた人々を見舞った運命を理解することができることだろう。その一方、マクロ的なレヴェルにおいては、何百万年もの昔に遡る黎明期から新たなミレニアムに至る人類の歴史に対する洞察力を導き出すことができるに違いない。

第二章　ネズミと家畜

　中世の医学の専門家たちが黒死病の徴候と病勢の進行のプロセスを正確に記述することはできなかったとしても、医学史や社会史を専攻している歴史学者たちは、少なくとも、それには、紀元後六世紀に東ローマ帝国、つまり、ビザンチン帝国を荒廃させ、三世紀、あるいは、それよりももっと早い時点で地中海世界全域を襲った疫病であるペストがかかわっていたとの結論を下すだけの根拠をもっている。黒死病の医学的な唯一の大きな問題は、一三四〇年代の荒廃がもっぱらペストだけによって引き起こされたのか、それとも、ヨーロッパのある地域、とりわけ、イングランドにおいてはそれとは別の疾病が同時に発生していたのではあるまいかという疑問である。

　ペストの病原体は、ネズミの寄生生物が運んでいる桿菌であり、この細菌の伝染を媒介したのは、中世においては主としてクマネズミだったのだが、疫病はもっぱらクマネズミによって広まったわけではない。いずれにせよ、クマネズミに寄生していたペストの寄生生物は、国際貿易に従事していた船舶によって世界の各地にばらまかれていった。イングランドのペストの初期の主たる侵入経路は港町ブリストルだった。

港町から内陸に向かったネズミが田園地帯を猛烈な速度で駆け抜け、その結果として、西ヨーロッパのほとんどの地域が、最初の接触から一年も経たないうちに疫病の大流行に見舞われてしまったといった刺激的なシナリオこそ、黒死病とペストをまったく同一視してきた従来の解釈に懐疑論を突きつけたものにほかならない。

ヒトが解毒剤という治療手段をもたないままペストに罹患すると（抗生物質が使えるようになったのは、一九四〇年代の話である）、五人のうち四人が二週間以内に命を落とす危険にさらされる。その第一段階ではインフルエンザに似た症状が発現し、多くの場合、高熱を発する。第二段階に入ると、横痃、つまり、黒っぽいみみずばれと隆起が鼠蹊部（脚のつけ根）や腋窩（脇の下の窪み）の近くにあらわれる。（ペストの犠牲者のうち一〇パーセントに相当する人たちを除く。こうした不幸な患者については、横痃が腹腔内に発現する。したがって、死体解剖によってしかその死因を確認することができない。）

横痃は、まず最初、黒っぽい固まりとして皮膚に癒着して発現する。こうした腫れの大きさは、一センチから一〇センチとばらつきがあるのだが、そのすべてがきわめて見苦しく、激しい痛みをともなう。そうこうしているうちに下痢と吐き気が襲ってくるのだが、これは、ペストが危機的な段階を迎えたことを意味している。ペスト（腺ペスト）の潜伏期間は二日から八日であって、これには発熱がともなう。

第三段階に入ると、多くの場合、致命的であって、呼吸器疾患（肺炎）を併発する。

今日では、たとえ発病したとしても、第一段階と第二段階において抗生物質による治療を受ければ回復する可能性が高いのだが、症状が第三段階まで進行してしまうと、抗生物質が効果を発揮しないこともある。

四〇年前、歴史学者たちは、一八世紀に入るとクマネズミがドブネズミにとって代わられてしまったので、ペストがヨーロッパに影響を与える恐れはなくなったと信じていた。これはありそうもない話ではあるが、たとえそれが真実であるとしても、それだけでペストが姿を消してしまったことを説明できるとは思えない。というのも、いかなる種類のネズミであれ、この疫病を媒介することができるし、今日の科学者たちは、一八世紀には数多くいたネコによる媒介も可能であると考えている。

それればかりか、黒死病は、蔓延がペストだけによって引き起こされたとは考えづらいいくつかの特徴をもっている。英国の動物学者グラハム・トウィッグは、一九八四年のペストの被害が、少なくともイングランドにおいては、居住密度の低い農村においても居住密度の高い都市と変わらないほど激しかったと指摘している。ペストによる死亡率は、また、冬期においても夏期に劣らぬほど高かった。こうした特性を考慮してみれば、黒死病にかかわっていたのがペストだけだったという考え方には容易には与することができない。ネズミに寄生していたノミが、居住密度の低い地域においても、また、冬期においても悲惨な災厄を引き起こしたというそれなりの根拠をもった推定は、ノミの一般的な生態とは相容れないからである。

トウィッグのような医学史に携わっている研究者たちは、また、流行病を扱った一三五〇年頃の説話には三日か四日の潜伏期間に患者が命を落としてしまったとの記述がけっして少なくないことに注目している。ペストの症状にはもっと長い期間にわたる三つの段階があるにもかかわらず、死があまりにも急速に患者を見舞っているからである。患者のなかには、発熱、鼠蹊や腋窩にみみずばれを発現させることなく命を落としてしまった人たちもいた。こうした状況を説明するため、黒死病の蔓延には、動物の病気である炭疽病の、きわめて強い毒性をもった、しかも、ごく稀にしか発現しない類の菌株が一役買っていた、あるいは、もっぱらその種の菌類によって引き起こされたものだとする考え方が提唱されている。こうした考え方は、急速に説得力を増しているとはいえ、それを支持しているのは、未だに一部少数の学者にとどまっている。

炭疽病とペストは、そのいずれもが、まずインフルエンザのような症状を発現させるし、今日の医師でもそれを取り違えることがないわけではない。また、トウィッグが主張しているように、炭疽病を主力部隊としたペストがどのようにして蔓延していったかを想像してみることは、それほど困難ではない。ヨーロッパの人々が一三世紀に森林を開拓して耕地を広げていった時、森林が姿を消すにつれて猟獣の肉の供給が減少していったのだが、赤肉の魅力は、それを埋め合わせて余りあるものだった。そうした魅力に駆られた人々の努力によって大牧場の面積が途方もなく拡大し、肉牛の群れが、イングランド北部の広々とした土地と南部の農業地帯の規模の小さな放牧地のいずれにおいても高い密度で放牧されていた。

一九五〇年代に入って家畜の群れに免疫接種が広くおこなわれるようになる以前には、炭疽病の突発的な流行は、ヨーロッパ、とりわけ、イングランドで家畜を放牧していた大牧場にとって絶えざる脅威の的だった。近代における家畜の感染症の大流行は、一八九〇年代のローデシアの牛疫であれ、一九五〇年代のカナダ西部の口蹄疫であれ、はたまた、一九九〇年代の英国のウシ海綿状脳症（狂牛病）であれ、きわめて急速な伝染という共通の特徴をもっている。一四世紀に蔓延した黒死病についてもっとも不可解なのは、その伝染の速度がきわめて早かったことであり、これは、ネズミが撒き散らした疫病というよりもむしろ、家畜の疫病につきものの特徴にほかならない。

家畜は、こうした疫病の突発的な流行によって大量死する。これは、紛れもない事実だが、自然状態において突然変異を引き起こした炭疽菌がヒトに感染する可能性の有無という疑問が残されている。だが、そうした可能性はじゅうぶんありうるものと思われる。現在のコンゴ共和国においてチンパンジーの肉を口にしたことが、一九三〇年代の東アフリカにおけるエイズ発症の端緒になったと科学者たちが信じていることを考慮してみれば、炭疽菌に汚染された家畜の肉は、ヒトへの感染経路たりうるからである。一九九〇年代の英国でほぼ七〇人の死者を生んだ狂牛病が、病原体に汚染された肉を経由してヒトに伝染したという事例もある。

だが、一九九五年、デーヴィッド・ハーリヒーは、一四世紀の中頃のイングランドには家畜の炭疽病が大流行したとの記録が残されていないという理由によってトウィッグの仮説を退けた。

トロント大学のエドワード・I・トンプソンは、一九九八年、ハーリヒーの反論に異を唱えた。トンプソンは、エディンバラの東南二七キロばかりのところに位置しているソートラにおいて一九八九年におこなわれた発掘調査の報告書を引証している。ソートラには黒死病の犠牲者を大量に葬った共同墓地があるのだが、発掘調査団は、その当時、人々が排泄物を投棄していた汚水だめから炭疽菌の三つの胞子を発見していたからである。

トンプソンは、また、総計一〇カ所の大修道院と小修道院の家畜の群れが病気に感染していたとの記録が残されていることも引証している。トンプソンは、こうした引証に同時代の資料から決定的ともいえる根拠をつけ足している。それは、黒死病が蔓延する一〇年ばかり前から疫病に感染して死んだ家畜の肉が地方の市場で売られていたとの記述にほかならない。

地中に埋められた炭疽菌の胞子は、半世紀ばかり活力を維持しており、ヒトにとってもきわめて強い毒性をもっている。第二次世界大戦下においてドイツと連合国の生物医学の研究者たちは、細菌戦に使うことができる炭疽菌の開発に従事していた。最終的には、いずれの側もその種の兵器を使うことはなかったのだが、連合国は、スコットランドの海岸の沖合のとある小島でその変種の実地試験を試みたことがある。戦争の五〇年後、地中に埋められていた胞子が活力を維持していることが発見されたため、その島の住人たちは、予防接種を受けなければならなかった。すでに明らかにされている事実とトンプソンのすぐれた研究を補強しているのは、アイスランド大学のグンナル・カールソンの論文である。アイスランドは一四世紀にペストに襲われたのだが、一七世紀以前にはアイスランドにはネズミはいなかったものと思われる。アイスランドにはネズミがいなかったとするカールソンの仮説に対する反論の根拠は次の通りである。ペスト菌を体内にもったノミを運んでいたネズミは、ノルウェー、あるいは、イングランドから入港した船舶から地上に下りた直後に寒さのために死んでしまったのだが、そのときノミがもっとも身近な暖かい物体、つまり、ヒトに棲家を変えたというのである。これは、理論的にはありえない話ではないが、現実的な根拠はきわめて薄弱だと思われる。

「ペストと炭疽病は、おそらく、そのいずれもが一四世紀の流行病の蔓延を引き起こした元凶であると思われる」というトンプソンの結論は、少なくとも今現在においては、科学的な根拠をもったもっとも信頼性の高い仮説である。

黒死病が蔓延していたとき中世の医師たちが二種類の異なった疫病を区別することができなかったとしても、それは、私たちにとって驚くべき話ではない。疾病を科学的に扱う手法がその当時はまだ生みだされていなかったからだ。なんらかの問題に直面したとき、中世の人々は、共時的ではなく、通時的な分析によって解決策を見つけだそうとした。通時的な分析とは、時間を縦断して展開していく歴史叙述であって、なによりもまず、「物語」を必要とする。想像力を働かせるとき歴史に範をとる傾向がきわめて強かった中世の人々は、一三四〇年代にヨーロッパと地中海地域を襲ったペストの大流行にも通時的な解釈を与える術に長けていた。たとえば、まず、中国において天然災害と地震によって洪水が引き起こされ、そのとき発生した疾病が西に向かってなだれ込んだとする解釈もある。

もっとも中世的な通時的な解釈を今日に伝えている一つの例は、一三世紀の末葉、あるいは、一四世紀の初頭に疫病による災厄に苛まれていたクリミアのとある港町をめぐる逸話である。その時、敵の軍勢に包囲されていた町の人々は、敵軍の夜営地のまわりに疫病に感染した死体を積み上げたというのだ。これは、今日の言葉で言えば、「細菌兵器を搭載したミサイル」にほかならない。疫病に感染した死体が実際に伝染能力をもっていたか否かは定かではない。ほとんどの科学者は、当然のことながら、その能力はなかったと考えている。だが、そうした判断には、疑いの余地がないわけではない。

いずれにせよ、今日、私たちは科学的な、つまり、共時的な分析手段をもっている。事実、科学は、六〇〇年前に流行した疫病についてその当時の人々が知っていたよりはるかに多くのことを私たちに教えてくれる。科学は、すべての疑問に答えてくれるわけではないが、驚くほど細かなことをすでに明らかにしているからだ。

たとえば、ニュージャージー州パターソンの「聖ヨセフ病院・医療センター」の感染性疾患部門の研究者チームは一九九七年に次のような報告書を提出している。

「その疫病は、ペスト菌によって引き起こされた動物原性感染症である。保菌動物は、ネズミやウサギ、稀には、それより大型の動物である。ネコが発病し、それがヒトに伝染することもある。病原菌を保有しているノミに食われると、多くの場合、感染症がヒトにも発現する。ヒトからヒトへの伝染は、一九九四年にインドでペスト（腺ペスト）と肺ペストが蔓延したという風聞を除けば、近年、その種の報告がない。特定の地域にかぎられた感染症の危険を増大させるそのほかの要因としては、獣医とその助手といった職業、ペットの飼育、とりわけ、狩猟シーズンにおける保菌動物との直接的な接触、家庭内における保菌動物との接触、穏やかな気候の冬、涼しくて湿気の高い春や初夏といった条件をあげることができる」。

「国立衛生研究所」の下部組織である「国立アレルギー感染症研究所」の資金援助を受けて研究活動をおこなっていた「微生物構造・機能研究所」の研究者チームは、疾病に感染したノミの体内で引き起こされている生物医学的な状況を具体的に説明することができた。研究者チームは、それを次のように報告している。「ペストを引き起こすペスト菌は、ペスト菌を保有しているノミに食われることによって伝染する。疫病の生物学的な伝染は、ノミの前腸が大量の病原菌によって封鎖されているか否かにかかっており、また、そうした状態は、ヘミン貯蔵座遺伝子に依存する度合いが高いことが明らかにされている。ノミの前腸の一部である前胃がペスト菌塊に封鎖されると、ノミは宿主から吸い取った血液をその下流の中腸に送り込むことができなくなる。ノミが血液を送り込もうと無為な努力を重ねているうちに、食道で停滞しているペスト菌によって汚染された血液がノミの嚙み口に逆流する。このようにして、ヘミン貯蔵座遺伝子は、媒介昆虫の内部における感染血液の経路を著しく変えてしまい、その結果として、疾病の感染の効率化をもたらす」。

ペスト菌に冒されたノミの体内の生物医学的な状況についても、中世の医師たちは、何一つとして知識を持ち合わせていなかった。

さらに重要な意味をもっているのは、早期に発見することができれば、現代の科学がこの疫病を治療する手段をもっているという事実であると思われる。筆者は、長年にわたってニューヨーク大学の学生たちに、大学の体育館のシャワーを浴びているとき隣の学生の腋の下の窪みや脚のつけ根に黒っぽいみみずばれを目にしたときには、衣服を身につけその場をすぐさま離れなければならないと教えてきた。また、みみずばれを発現している学生ばかりかネズミが走っている姿を目にしたときには、衣服を身につけるだけの時間的な余裕などまったくない。タオルを体に巻きつけ一番近くの出口をめがけて一目散に走らなければならない。筆者がこんなふうに諭すと、クラスは爆笑の渦に包まれてしまった。筆者の言葉がクラスの学生たちの爆笑を引き起こすことはそれほど稀なことではないとはいえ、この時、筆者は大真面目だったのだ。

一九九八年に「王立地理学会会誌」が報告しているように、抗生物質に耐性がついている感染症の菌株の様々な新種が世界の各地で発見されているのだが、これは、実に驚くべき事実である。こうした新たな菌株は、とりわけ、結核や髄膜炎について著しいのだが、ペストもその例外ではない。近年、こうした問題には極めて強力な抗生物質によって対処できると報じられているのだが、いずれにせよ、ヒトと細菌の戦いはエスカレートの一途をたどっている。

だが、ペストで命を落とす確率は、合衆国においては航空機の墜落によって命を失う確率よりはるかに低い。したがって、今のところそれほど気に病むには当たらない。また、もっと良い知らせもある。黒死病は、今日、私たちを悩ませているエイズから私たちを守ってきた可能性があるというのだ。

ヒトの遺伝子の全体的な構造を染色体上に位置づけようとしている「ヒトゲノム計画」の一環としてヒトの遺伝子の発達の集中的な研究に従事している、「国立ガン研究所」の下部組織である「遺伝子多様性研究室」の六人の科学者たちは、一九九七年に驚くべき報告書を提出した。これらの科学者たちは、四〇〇〇年の歴史のプロセスにおいて発生した遺伝子の突然変異体が、この種の変異体（CCR5と呼ばれている）を今日保有している人々にHIV（ヒト免疫不全ウイルス）、つまり、エイズに対する免疫を与えていることを発見したのだ。「米国ヒト遺伝子学会誌」に論文を寄稿した六人の科学者の一人であるスティーヴン・オブライエンは、翌年、追跡調査によって発見したさらに驚嘆に値する事実を同誌に公表した。オブライエンは、「突然変異体であるCCR5が発生してから過ぎ去った歳月は僅か七〇〇年にすぎない」と、その時代を特定したのだ。その当時、「淘汰を引き起こす強力な力をもった、また、HIV-1のようなCCR5を有益たらしめる病原体とかかわりをもった歴史的な出来事」が「コーカサス地方の人々の祖先」に免疫を生み出したというのである。世界の各地の一八人の科学者たちがオブライエンの仮説を支持している。

オブライエンが指摘している歴史的な出来事が黒死病であることは改めて言うまでもあるまい。オブライエンの仮説が間違っていなければ、黒死病とエイズには遺伝子のうえでの繫がりがある。一四世紀の半ばに疫病に感染したけれども一命をとりとめたコーカサス地方の人々の子孫に当たる人たちはHIV、つまりエイズに対する申し分のない免疫を備えている可能性があるばかりか、事実、コーカサス地方の人たちのうち一五パーセントがこうした幸運な範疇に区分けされると考えられている。

この疫病が過去においてどれほどの被害をもたらし、今なお人々を苦しめているとしても、それは、当初の形態をとどめたまま今日に至っている。一九四〇年代に抗生物質が開発されてからこのかた、ペストは、東アジア、とりわけ、インドにおいてかなりな規模の蔓延を引き起こしているとはいえ、合衆国においては感染の確率は極端に低い。だが、一九八〇年代には東カリフォルニアの丘陵地帯で三つの症例が報告されている。そのうちの一人は、動力草刈り機でリスを轢いた後でペストに罹っている。この病原菌は、東アジアからやってきた船舶によって運ばれた齧歯動物とともにどこかの港から侵入したものと考えられている。

中世の医師たちは、齧歯動物が運んでいる病原菌に関する知識をまったくもっていなかった。黒死病は、沼沢地から立ち上ると考えられていた瘴気と同じように、空気を媒介して人から人へと伝染すると信じられていた。したがって、健康な人々は、イングランドのほとんどの王族やボッカチオの

『デカメロン』に描かれているフィレンツェの裕福な人たちと同じように、都市を逃れて人里離れた郊外へと避難した。今日の医師たちは、この疫病が肺炎を引き起こした段階においては、患者の唾液を媒介して伝染すると信じている。したがって、中世の医師たちの考え方がまったく見当外れだったわけではない。いずれにせよ、この疫病のカギを握っていたのは、紛れもなく齧歯動物だった。

中世においては齧歯類は、裕福な人たちの邸宅にもごく一般的に見られる動物であって、それから逃れることはけっして容易ではなかった。しかしながら、イングランドの統計を見てみると、裕福な人々の死亡率は二五パーセントに満たなかったのだが、それぞれの教会区の司祭を含めた農民の死亡率は、四〇パーセントを越えており、所によっては五〇パーセントにも達していた。中世の都市は、齧歯動物の餌の供給源である生活廃水の処理が困難だという問題点を抱え込んでいたことから、都市の死亡率も、少なくとも一般庶民に話をかぎれば、ほぼ四〇パーセントに達していた。

都市に住んでいた裕福な階層には、農村に避難することによって疫病の魔の手を逃れることができた人たちもいた。だが、大主教、広大な荘園を支配していた領主、裕福な商人といえども、疫病の犠牲者という運命を免れることはできなかった。そうした意味合いにおいては、この疫病はきわめて「民主的」だった。

中世の医師たちは、疫病が沼沢地から立ち上る瘴気と同じように空気伝染すると信じ込んでいたので、生活のスタイルを変えるよう助言した。窓を閉め切って覆いを掛けなければならなかったので、裕福な人たちは分厚いタペストリーを買い求めた。黒死病は、フランドルやフランス北部のタペストリー製造業者にとって需要の拡大という著しい商業的な効果をもたらした。ニューヨーク市の中世美術の殿堂である「クロイスターズ」やパリの「クリュニィー美術館」に展示されている中世後期の壮麗なタペストリーは、そんなわけで、装飾的な要素ばかりでなく特定の機能をもっていたのである。

タペストリーの製作は、そのほかの数多くの中世美術と同じように中東がその発祥地であり、ビザンチン帝国を経由してヨーロッパに広まった。西洋においてタペストリーの製作に従事していたのは、すでに中世の美術品の主要な製作者としてその地位を確立していた修道士だった。だが、裕福な人々が求めるようになった、悪疫の侵入を食い止めるといった特定の用途をもったきわめて大きなタペストリーを製作しようとすれば、数多くの腕の立つ職人を組織的に働かせなければならなかった。裕福な人々が求めていたのは、中世の人々に広く知られていたロマンスからお好みの情景を選びだし、それを精巧なつづれ織りによって図案化したものであって、分厚いだけで変わり映えのしないタペストリーでは、こうした人たちの嗜好を満たすことができなかったからである。フランドルやフランス北部の職工のギルドはそうした需要に素早く対応した。

医療の専門家たちは、頻繁な入浴は危険であると断定し、それを禁止していた。衣服を脱ぎ捨ててしまうと、空気伝染する疫病に毛穴をさらしてしまうからである。かくしてヨーロッパは、入浴という習慣を失って誰もが刺激的な体臭をまき散らす時代へと突入してしまい、こうした状況は、疫病が姿を消した後といえども一八世紀の中頃まで変わらなかった。ナポレオン・ボナパルトのような剛胆な男といえども、めったに入浴せず、その代わりとして、毎朝、オーデコロンのマッサージを受けていたのだが、これは、一四〇〇年頃までのヨーロッパの貴族階級の一般的なライフスタイルであって、黒死病と中世医学の遺産にほかならない。

中世の医師たちは、疫病の襲来を、人々が犯した罪に対する神の処罰、あるいは、占星術の知識にもとづいて、恐るべき土星がかかわっている悪しき合《コンユンクティオー》のせいだと考えていたのだが、これは中世という時代的な制約を考えてみれば、しごく当然の話だったということができよう。フランス国王は、黒死病の原因解明をパリ大学の教授たちに指示した。教授たちは、土星が木星の宮を占めていることこそこの災厄の元凶であると占星術による解釈を真面目くさった口調で報答した。

黒死病の高い死亡率が引き起こした、すぐさま対応を迫られていた焦眉の問題は、医師たちが疾病にどのように対応したかはさておき、死者のためにキリスト教徒にふさしい埋葬の方法を考え出すことだった。それぞれの教会区の司祭たちも、そのほかの人たちと同じように悪疫の攻撃の矢面にさらされていたので、死に臨んでいる人たちに最後の秘跡をとりおこなったり、弔いの礼拝を主宰する司祭の数が極端に不足していた。墓掘り人夫の労働能力も、死者の数に追いつくことができなかった。そんなわけで、共同墓所に集団的に葬る以外の解決策がなかったのである。

ヨーロッパのいたる所で、一般大衆は、遺体を五つの層に積み重ねた状態で共同墓所に葬られた。考古学者たちは、遺体が層をなしている共同墓所を多くの場所で発見しているのだが、そうした場所にはロンドンの中央部も含まれている。共同墓所に葬られた遺体を被っていた土の層はそれほど厚くはなかったので、墓所から立ち上る異臭は、当初はまさに耐え難いものだった。

イングランドにおいては、死亡率の急騰がすぐさま農村や都市に深刻な労働力の不足をもたらしたわけではなかった。一三四〇年代の初め頃のイングランドは、いぜんとして人口がきわめて過剰な状態が慢性化しており、持ち主がいなくなってしまった農場を引き継いだり、農場労働者の口を求めていた農夫が数多くいたからである。都市部の人口の減少を埋め合わせたのは、都市生活を特権的だと考え、なんとかしてそのなかに潜り込みたいと久しく望んでいた農村の人たちだった。

だが、一三七〇年代に入って次の世代を迎えた頃、黒死病は、とりわけ、農村において危機的な労働力の不足を引き起こしていた。農民たちは、自分たちにとって有利な状況にある労働市場を梃子にして地主に賃金の大幅な引き上げを要求した。貴族階級と紳士階級は、その対抗手段として議会を操作することによって、インフレを誘発する労働市場に対して労働者の賃金を抑制する法律を強引に制定した。こうした政府の干渉は、一三八一年にイングランドの東部で勃発した「農民一揆」の主要な原因だったのだが、この一揆は、一八世紀以前の歴史においてはプロレタリアの最大級の決起だった。急進的な聖職者に駆り立てられ暴徒と化した農民たちは、一時期、政府を倒してキリスト教社会主義体制を樹立しようとするほどの勢いを示していた。

黒死病が一年以上の期間にわたって猛威をふるった都市においては、ある程度の効果を発揮する、あるいは、市当局が効果的だと主張した対抗手段をとるようになった所もあった。疫病の発病率がきわめて高い地域との交通を遮断し、そこに住んでいる人々を隔離してしまったのだ。実際に必要だったのは、齧歯動物との接触の遮断だったのだが、歴史資料にもとづくかぎり、ヒトとの接触の遮断が効果を発揮した都市がないわけではなかった。少なくとも、そうした措置をとった都市の当局者はそのように主張した。社会生活をすでに侵害してしまった当局とすれば、遮断政策の効果をアピールせざるをえなかったからである。

当局のこうした措置を一方的に非難することはできない。

感染者の死亡率がそれほどまでに高く、死に至るまでの期間があまりにも短かったので、それに匹敵するものを現代社会に求めようとすれば、流行病というよりはむしろ、未来の大規模な細菌戦争、あるいは、核戦争を連想してみなければならないほどである。この疫病は、一四世紀半ばの西ヨーロッパの裕福な、いずれかといえば人口密度の高い、自信に満ち、尊大ですらあった社会をその根底から揺るがした。

生物医学的なホロコーストの生存者たちは、当初、苦悩と困惑のあまりひたすら神に祈る以外の手立てをもっていなかった。だが、人々は、社会制度とすべての住民が途方もない規模の生物医学的な荒廃と人口の突然の激減によって甚大な影響を被らないわけにはいかないことをしだいに認識するようになっていった。社会の様々な領域において古い秩序が挑戦の矢面にさらされ、様変わりしてしまった世界を調節しようとする試みがなされるようになった。悪疫は、個人や家族の行動と意識に深い影響を与えた。それは、社会的、政治的、経済的なシステムにきわめて強い緊張をもたらした。それは、文明の安定性と可能性を脅かし、あたかも中性子爆弾が炸裂したかのような状況を呈していた。このような事態は、史料によってその足跡をたどることができる人類の歴史において、それ以前はもちろんのこと、それ以後といえども類例がない類いのものであって、一四世紀の人々は、けっしてそれまでと同じではありえなかったのである。

II　様々な人間模様

第三章　ボルドーは燃えている

フランス西海岸のジロンド川の広大な河口に面している、中世における最大級の港の一つだったボルドーは、イングランドの王族が所有していた、ガスコーニュと呼ばれていた領土の一部だった。

一三四八年八月、ボルドーは、イベリア半島最大の王国カスティリャの皇太子と結婚するためスペインへの旅路に就いていたイングランド国王の王女を乗せた帆船が入港しようとしていたことから、町中が浮き立つような華やかな雰囲気に包まれていた。

船団が河口を遡ってボルドー港に向かっていたとき、一五歳のジョーン王女を乗せていた帆船が運んでいた荷物は、たんなる物質ではなかった。それは、歴史的な意味合いを帯びていたからである。この幼い王女は、敵対、冒険心の伝統、文化といった数世紀の、というより、ほぼ一〇〇〇年に及ぶ歴史を体現しており、それは、ボルドーの波止場に降り立った王女を出迎えた商人たちの表情に浮かんだ畏敬の念に裏書きされていた。

ジョーンは、最上流に属する雪白の少女であり、一四世紀のヨーロッパ社会の王女という地位に人々が思い描いていたすべての条件を備えていた。王女は、コーカサス人による支配のいわば一つの「作品」であり、時代も下って一五世紀の末に爆発的な勢いで海外に進出していったコーカサス人は、まず、アフリカに、次いで、東アジアに、さらには、アメリカ大陸にヨーロッパの文明と、それにつきものの支配と搾取、学問と富、そのほかの民族にとっての苦悩の種をもたらしたのである。

一三四〇年代の西ヨーロッパは政治的には多元的な社会だった。つまり、統治、律法、徴税が、それぞれの地域や都市の支配者によってごたまぜの形で管理されていたのである。だが、誰もが、国王とその一族にはきわめて深い敬意を抱いていた。

国王は、神権によって香油を塗られた神の代理人であるとともに、古代ローマ帝国の皇帝が保持していた権威の名残りと象徴だった。また、国王は、個人的な膂力、剛胆さ、黄金の指輪などの戦利品の分配によって統率力を高く評価されていたゲルマン民族の族長の伝統をその時代にまで伝えていた子孫でもあった。

ほとんどの国王は、こうした威厳を纏った役割を、どさまわりの一座の三流の役者が演じるハムレットさながら、優柔不断に、また、いかにも板につかない仕種で演じていた。だが、稀には思いもかけず、野心や活力といった生来の資質ばかりか、すぐれた鍛練と教育に恵まれた国王が登場し、キリスト教、古代ローマ、ゲルマン民族の伝統にもとづいた王権を発動することがないわけではなかった。

こうした王権の発動の必然的な結果として、争いに巻き込まれたり、窮状に陥る人々がいなかったわけではなかったにしても、多くの場合、国王は、影響力をさらに強め、一般庶民からさらなる賞賛と敬意、王族に対する畏敬の念を獲得することができた。また、きわめて裕福な大領主といえども、こうした王権の発動に少しばかりの警戒心を抱きながらも、国王に対して臣家の礼をとらないわけにはいかなかった。

こうしたきわめて裕福な貴族階級が国王とその一族に抱いていた敬意は、絵画に描かれたり、詩に詠まれたり、音楽の題材として使われることによって、騎士道と呼ばれていた行動上の規範と精神へと昇華していった。この言葉は、本来的には、馬術を意味していたのだが、駿馬がきわめて高価だったことから、馬術は、一般的には、貴族階級と貴族の流儀を模倣していた有産階級にかぎられていた。現在においても、フィラデルフィア郊外の高級住宅地のメインラインやコネチカット州南西部のフェアーフィールドでは、馬術競技会に参加することができる馬の所有者は、富と洗練された趣味の持ち主だと考えられている。

国内の広い階層から信望を獲得し、騎士道精神の体現者として賞賛を浴びていた国王は、そうした威光の下に事務官や法律学者を使役し、きわめて強力な中央集権的な官僚制度を確立したのだが、その制度の主たる目的は徴税制度の改良だった。こうした中央集権的な政府の効率は、偉大な国王の後継者が無能である場合、一般的には、著しく低下せざるをえなかったし、また、そうした管理制度の一部は、合理的な管理能力を僅かしかもっていなかったとはいえ、世紀を越えて後代に継承されていった。

中世の君主国と王朝の歴史とはそういったものだった。しかしながら、国王が国民に対して具体的にどのような行動をとろうとも（そうした行動は、国民にはまったく配慮しない、あるいは、その能力がないといった状況から強力な指導力や暴政まで、実に幅広いものだった)、社会の様々な階層に属していた人々は、国王の親族、王妃、王子や王女に最大級の畏敬の念と敬意を抱いていたのである。

こうした事情は、貴族階級と紳士階級にかぎられていたわけではなく、商人、大金持ち、銀行業者、貿易商などにも当てはまるものだった。家具、美術品を所狭しと並べた大邸宅に住み、数多くの召し使いにかしづかれて暮らしていた、中産階級《ブルジョワジー》の上位に位置していた人たちは、論争を引き起こす恐れのある民主主義的な思想を心の中で思い浮かべたり、ごく内輪にはそうした思想を口にしたこともあったことだろう。商人仲間のなかにはこうした思想を書きとめた人も稀にはいたのだが、そうした言葉は、常にといっていいほど、寓意的な、あるいは、比喩的な表現によって書き手の身を守る配慮が施されていた。また、これは、きわめて稀なことだったとはいえ、君主が戦争において決定的な敗北を喫して威信を著しく失墜してしまったときには、大きな勢力をもっていた有産階級が都市の自治権を主張したこともないわけではなかった。

だが、一般的には、都市に住んでいた裕福な人たちは、急進的な思想を心の中にしまい込み、王子や王女を迎えるときには、トランペットを吹き鳴らし、豪勢な贈り物を捧げたのである。

一二世紀頃、高名な公爵婦人アキテーヌのエレオノールが所有していたブドウ園で醸造された赤ワインの樽を積み込んだ帆船が、ボルドー港の長い埠頭からイングランドに向けて定期的に出航していた。エレオノールは、フランス国王と離婚した後(法を厳密に適用し、結婚成立時の婚姻無効の宣告がなされた)、一一五二年にプランタジネット王家のヘンリーと再婚した。このとき一九歳だったヘンリーは、アンジュー公国の伯爵であり、エレオノールより一〇歳年下だった。エレオノールの富と政治的な影響力を後ろ楯としたヘンリーは、イングランド国王の相続権を主張し、偉大な君主ヘンリー二世として一一八九年までイングランドに君臨した。

長命に恵まれた王妃エレオノールは、一三世紀の幕開けばかりでなく、ヘンリー二世との間に生まれた二人の息子、獅子心王リチャード一世と躁鬱病のジョンの戴冠式を目にすることができた。ジョンは、その後、失地王と呼ばれるようになるのだが、それは、ジョンが王室の父祖伝来の領土だったノルマンディーとアンジュー公国ばかりか、アキテーヌのエレオノールが領有していたフランス西部の広大な土地の一部をフランス国王に奪われてしまったからである。

信心深かった、だが、無力で臆病だった、ジョンの息子ヘンリー三世は、長期にわたる治世の時代に王妃エレオノールが所有していた領土の多くを首都ポアティエもろとも拡張政策をとっていたフランス国王に奪われてしまった。

だが、ヘンリー三世の曾孫であるエドワード三世が、プランタジネット王家が古くからフランスに所有していた領地を奪回するため一三四二年に始めた戦争（百年戦争と呼ばれている）の直中の一三四八年にも、ボルドーは、いぜんとしてイングランドに向けてワインを積み出していた最大の港町の一つだった。ボルドーは、イングランドが支配していた、北はブルターニュから南はピレネー山脈の丘陵地まで細く延びている（どの部分の幅も一六〇キロを越えることはない）ガスコーニュ地方の主要な都市だった。

王妃エレオノールのブドウ園で醸造されたボルドーの赤ワインを毎年何千ガロンも消費していたイ

ングランドの貴族階級と紳士階級は、それをクラレットと呼んでいた。この言葉は、「澄みきった」を意味しており、ボルドーの赤ワインの持ち味は涼やかさと爽やかさにある。ガスコーニュ地方のうちボルドーから八〇キロ以内のブドウ園で醸造されたワインのラベルは、アルコール飲料販売店のフランスワインのコーナーにおいても、今なお人目を引く存在である。その銘柄にはグラーヴやサンテミリオンなどが広く知られているのだが、超一流のラベルは、アキテーヌのエレオノールが所有していたブドウ園の中央部で栽培されたブドウを使ったシャトーラフィット＝ロートシルドである。この名称は、銀行業を営んでいたユダヤのロートシルド・家（現在ではロスチャイルド家として知られている）が一九世紀の後半にこのブドウ園を買収したことから生まれたものである。今ではきわめて高い評価を確立しているラフィットは、一般的には競売でのみ取り引きされており、一本のワインの価格が三〇〇ドルを下まわることはない。

これは中世史の遺産の一つであって、今日では裕福な人たちが、フランス語を話していた一四世紀のイングランド人と同じように、プランタジネット王家の人々が磨きをかけた逸品を賞味しているのである。

一三四八年の八月の初め頃、四隻のイングランドの帆船が満帆に風を受け、王家の紋章をはためかせながらジロンド川の広大な河口を遡ってボルドー港に入港したのだが、これは実に壮麗な光景だった。この船団を先導していた帆船にはイングランド国王エドワード三世の娘であるジョーン王女が乗っていた。王女は、カスティリャ王国の後継者ペドロ皇太子と婚約が整っており、スペインへの旅の中継地であるガスコーニュに立ち寄ったのである。

イベリア半島の中央部に位置しているカスティリャは、羊毛と穀類ばかりか、貴族階級が抱いていた強烈な闘争心で名高かったのだが、こうした貴族階級は、二世紀に及ぶイスラム教徒アラブとの戦いによってその軍事的な能力に磨きをかけており、この頃すでにイスラム教徒アラブをイベリア半島の南西部の片隅の要塞グレナダに追い込んでいた。イスラム教徒アラブは、イベリアの二つのもっとも裕福な王国だったカスティリャとアラゴンが婚姻によって絆を作りあげた後、一四九二年にはイベリア半島から一掃されてしまった。

ジョーン王女がボルドー港の埠頭に降り立ち、ジロンド川の広大な河口とボルドーの主だった港湾施設を見晴るかすオムブレール城に入った二年前の一三四六年、エドワード三世は、クレシーの戦いにおいてフランスの国王と貴族に圧倒的な勝利を収めていた。エドワードは、鎧で厳重に身を固めた騎馬隊の突撃によって敵を蹴散らす貴族階級の武勇の時代が終わろうとしていることを実証することによってヨーロッパの貴族階級に衝撃を与えていた。

イングランドの軍隊は、主として皮革と薄い鎧で身を固めた歩兵によって編成されていた。こうした歩兵たちは、じゅうぶん訓練を受け、不足のない報酬を約束されていた農民であり、農民兵たちは、槍を突き立てたり、大きな鉄の塊りを振りまわしたり、弓矢を使ってフランスの騎馬隊の突撃を撃破した。イングランド人は、また、一三世紀の末葉、頑強に抵抗するウェールズ人との戦いから、長弓を駆使する農民兵によって騎士団による騎馬隊の突撃を撃破する新たな戦術を身につけていた。先端を金属で被った木製の矢を雨あられと浴びせかけることによって敵軍の馬を傷つけたり殺したり、恐怖に陥れることができたばかりか、その矢は、騎士が纏っていた、板金で被われた鎧を貫通するだけの威力を発揮することもあったからである。フランス軍は、今日、ハリウッドの恐怖映画にしばしば登場する、途方もなく重い金属製の太矢を発射する弩《おおゆみ》を操る傭兵部隊を擁していたのだが、この弩は、射程距離が三〇メートル以下ときわめて短かったばかりか、いったん太矢を発射してしまうと、それを再装塡するには、助手ばかりか三〇分もの時間が必要だった。イングランド軍の歩兵が使っていた長弓は、矢を間断なく発射することができたばかりか、一八〇メートルもの射程距離をもっていたので、突撃してくるフランス軍の騎馬隊と無防備な馬を殺傷したり混乱に陥れることができた。

一三四六年の時点では、イングランドの人口は、フランスの三分の一にすぎず、国内総生産は、せいぜいその半分程度だった。こうした劣悪な条件にもかかわらず、エドワードがフランス軍を撃破する強力な軍隊を編成することができたのは、イングランドが、はるかにすぐれた徴税制度をもっていたからだった。この制度は、フランスに勝利を収めることができるだけの戦費を賄うことができたのだが、イングランドばかりかフランスに覇を唱えようとしたエドワードの最終的な野望を適えるには不十分だった。

たとえそうだとしても、イングランドは、西フランスの三分の一の広大な領土を一二〇年にわたって確保することができた。紳士階級、農民、少なからぬ常習的な犯罪者によって編成され、一時的に領主たちが加わっていたイングランドの傭兵隊は、放火、略奪、誘拐、婦女暴行といった手段によってフランスの田園地帯を荒らしまわった。一四四〇年代になると、イングランドの議会は、悪逆のかぎりを尽くしていた傭兵隊をついに見放してしまい、フランス人たちは、真偽のほどはきわめて疑わしい国民的な伝説によれば、百姓娘のジャンヌ・ダルクに鼓舞され、匪賊と化していたイングランド人を撃破し、そのほとんどを国外に駆逐した。イングランドは、一六世紀の半ばまでフランスの港町カレーを領有していたとはいえ、二度とふたたびヨーロッパ大陸に攻撃的な戦いを仕掛けることはなく、海外における帝国の建設に方向を転換したのである。

その時、イングランドの傭兵のすべてが帰国したわけではなかった。一部の人たちは、フランス国王に和を請い、一世紀にわたって住み慣れていたガスコーニュに定住した。傭兵隊の指揮官として闘っていたアイルランド出身のリチャード・ヘネシーもその一人だった。ボルドーの近くに住み着いていたヘネシーは、ベネディクト会とカルトゥジオ会の修道士たちからブランデーの製法を教わった。数あるコニャックの中でもヘネシーのラベルは、今日では、ロートシルドのラベルを貼ったボルドーワインとほとんど変わらない高い評価を与えられている。

一三四八年八月の初め頃、ジョーン王女がボルドーに上陸したとき、プランタジネット王家の運勢は最高点に達しており、エドワード三世とその後継者たちがフランス国王を兼ねる可能性は、まだじゅうぶん残されていた。（エドワードの曾孫であるヘンリー五世は、一四一五年にアジャンクールにおいて勝利を収めた後、その目的を達成する一歩手前までこぎつけていたのだが、それを達成する政治的、外交的な策略を実行することなく早逝してしまった。）

フランスの運勢が凋落し、日の出の勢いのプランタジネット王家がその領土を飲み込もうとしているかに見える状況を踏まえ、エドワードの目は、遥か彼方のアンダルシア地方の様々な都市の富と肥沃な平野を見据えていた。エドワードは、一五歳の王女ジョーンをカスティリャ王国の皇太子に嫁がせることによって、最終的にはプランタジネット王家の家系をイングランド、ウェールズ、フランスばかりでなく、スペインにも根づかせようと目論んでいたのである。

エドワード三世は、一大帝国の設立を目論む自らの野望を、常に王家の古めかしい権利の主張と洗練された貴族的な自尊心によって実現しようとしていた。エドワードは、選り抜きの貴族に与えられるガーター勲章の創設者である。公文書や芸術作品によってエドワード三世の業績を後代に伝える役割を担っていた人たちは、彼を、アーサー王の化身として描いており、ヨーロッパ騎士道の権化、有徳で高潔な気性の典型、キリスト教的な尚武精神の極致、神の従僕といった徳目を強調している。

事実はといえば、エドワード三世は、北はフランドル（現在のベルギー）から南はスペインの先端に位置しているジブラルタル海峡に至る、西ヨーロッパ全域の征服を目論んでいた貪欲で残虐な人物にほかならなかった。

プランタジネット王家のヘンリー二世とアキテーヌのエレオノールは、熱烈な愛欲の果てに途方もなく好戦的で怪物めいた遺伝子を生みだしてしまったのだ。エドワード三世は、こうした悪魔的な血統を受け継いだ典型的な人物だった。彼は、個人的には、勇敢で巧妙な戦略家であるとともに、組織の編制に秀でていた。エドワード三世の長男である黒太子《ブラックプリンス》（その手腕と勇猛心をあらわした徒名）エドワードは、冷酷で貪欲な、正道を踏み外した父親と生き写しの人物だった。

エドワード三世が老いるにつれて（彼は淋病を患っていたのだが、一三七七年まで生を永らえた）、黒太子が大陸に派遣されていたイングランドの軍隊の指揮を引き継ぎ、フランスとスペインの広大な地域を荒廃させていった。黒太子はカスティリャ王国内の戦いを指揮していた最中《さなか》に感染したマラリアのせいで、死の間際まで愛人を身許から離そうとはしなかった年老いた父親より二、三年前に死亡した。

同時代の人たちは、エドワード三世を邪悪で、諸々の災いの根源であるとみなしていたのだろうか？　数多くのフランスの農民は、無論、そう考えていたのだが、自らの頭で物事を判断することができた知識階級の人々は、エドワードを暴君だとすらみなしていたわけではなかった。古代ローマの歴史家に由来するこの「暴君」という言葉は、民衆の同意を得ることなく支配権を行使する絶対君主を意味していた。そうした定義からすれば、エドワード三世は、けっして暴君ではなかった。

エドワード三世は、ほとんど毎年のように平信徒と教会組織の重鎮、紳士階級と商人の代表者と議会で接していた。国王といえども、国民の同意を得ることなく重税を取り立てることはできなかったし、一般的にはエドワード三世は自分が望んでいるものを手に入れることができた。重要な法案については、議会はエドワード三世の判断を仰いだのだが、エドワード三世は、たいていの場合それを承認した。おそらくエドワード三世は専断的な命令による統治を好んでおり、議会など斟酌したくはなかったものと思われる。だが、彼の祖父と父親の治下の九〇年の間に発達した法律がそれを許そうとはしなかったのだ。

今日、私たちが一四世紀のイングランドの国王を回顧するとき、そのイメージは、破壊的で残酷な暴君としてしか映らないのだが、同時代の知識階級のほとんどすべての人々は、エドワード三世を、立憲君主であり騎士道と貴族的な道義心の鑑だとみなしていた。こうした事実は、私たちの世界と一四世紀のヨーロッパの間にある考え方の決定的な違いを示している。

一四世紀の人々は、伝統的な価値、政治的、社会的な役割を超越した倫理的な範疇という概念を欠いていた。彼らは、自分たちの行動の慣習的な規範ではなく、意義によって支配者を判断する批判的な価値の概念をもっていなかったのだ。

聖書の預言者や福音書は、プランタジネット王家の人々の百年戦争における野蛮な行動を咎める数多くの言葉を残しており、民衆と身近に接していた聖職者のなかにはそれについて心を痛めていた人たちがいなかったわけではなかったにせよ、ローマ教皇、枢機卿、司教、大修道院長といった教会組織の重鎮たちは、政治的、社会的な現実という網の目に搦め捕られてしまい、イングランド国王の行動を批判的に評価することができなかった。その一方、貴族階級や紳士階級に属していた人たちは、その当時の社会とその価値基準を当然のこととして受けいれていた。

エドワード三世と黒太子は、太陽や風と同じような、神によって定められた自然界の力であるとみなされていた。個人的には、二人とも、称賛に値する紳士であり、すぐれた人物だった。だが、公人という立場からすれば、家臣に恩顧を分け与える存在にほかならなかった。国王は、あくまでも服従と賛美の対象であって、批判や非難の対象ではなかったのだ。したがって、エドワード三世にとって、フランス国王を兼ねるといった賭博的な試みの断行は、たとえその結果として勃発する戦いによって何十万もの一般庶民が塗炭の苦しみを免れ難かったとしても、ごく当然の行為だったのである。

ローマ教皇は、イングランドとフランスの争いを調停する特使を何度となく送ったのだが、ローマ教皇とその特使は、とりわけ、イングランド政府によって拒絶された。ローマを離れてローヌ河畔のアヴィニョンで亡命生活を送っていたローマ教皇は、フランスの傀儡だとみなされていたからである。こうしたなんの役にも立たない形式的な和平の意思表示は、教会内部の自責の念を紛らすだけの効果しかもっていなかった。教会の倫理意識と知性は、富と権力構造に押し潰され、その機能を停止していたからである。

　たとえそうだとしても、ジョーン王女とペドロ王子の来るべき婚儀は、それがもたらす未来について明確な見通しなど誰一人としてもっていなかったとはいえ、政治、宗教、外交を含めたすべての観点からきわめて重要な「事件」だと考えられていた。ジョーン王女は、ガスコーニュを南に横切ってカスティリャ王国に向かう前に、ボルドー港を見晴るかす王城で船旅の疲れを癒した。この婚儀は、ローマ教皇の熱烈な祝福を受けていたのだが、この二つの王国を結びつけようとする思惑は、結果的にはフランスとイベリア半島にさらに野蛮な戦いを引き起こしたのである。

　聖職者たちは、キリスト教の司祭であれ、ユダヤ教のラビであれ、裕福な家族の子弟の結婚を祝う人たちのなかでもとりわけ重要な人物である。結婚式に聖職者が姿をあらわすのは、それがことのほか好きだからであって、両家から受けとる豪華な引き出物のためばかりではないのだが、こうした事情は、今も昔も変わりがない。というのも、聖職者たちは、裕福な有力者の取り巻き連中が贅を尽くした衣装を身に纏ってお祭り騒ぎに浮かれている雰囲気のなかで、厳粛な結婚式を取り仕切ることに満ち足りた気分を味わうことができるからである。

　ジョーンのような王女ばかりでなく金持ちの娘であれば、一五歳で結婚することは、一四世紀においてはけっして早すぎたわけではなかった。ジェーン・オースティンが生を享けた中流の紳士階級、あるいは、中流の商人階級から王室まで幅広い階層に属していた裕福な一家の少女が初潮を迎える年齢になると、与えられていた選択肢は、結婚するか女子修道院に入るかの二者択一にほかならなかった。また、政治的策謀と外交といった観点からきわめて高い「商品価値」をもっていた王女ともなると、修道院で処女のまま朽ち果てるといった「浪費」が許されるはずもなかった。

中世においては、女たちは、子供を生み続けるかぎりにおいて、男たちよりはるかに短い平均寿命しか与えられていなかった。妊娠と出産を繰り返しているうち、三〇歳を迎える前に産科や婦人科の合併症を引き起こして命を落としてしまったからである。一般的には、王子や貴族階級、紳士階級の男たちは、結婚を繰り返すことがけっして稀ではなかったのだが、それは、医学が発達していなかった中世においては、妻たちにとって妊娠と出産は、ロシアンルーレットのような命がけの勝負事とそれほど違っていたわけはなかったからにほかならない。

有産階級の名家に生まれた男たちは、王国間の戦いや個人的な争いのせいで若くして命を落とすことがないわけではなかったにせよ、そうした不運に見舞われることがなかったとしたら、四五歳の誕生日を迎える頃に自然災害、感染症、コレステロール値のきわめて高い食生活に起因する心臓発作などでこの世を去るまでの間に三、四回ばかり妻を娶ることはそれほど稀ではなかった。女王や裕福な家柄に嫁いだ女たちが子供を生むことができなかったり、妊娠の兆しがまるで見えなかったときには、修道院に追いやられてしまい、その後釜にはもっと若くて多くの子供を産む見込みのありそうな女が選ばれた。不妊症の烙印を押されてしまった妻は、夫の愛情を繋ぎとめることはけっしてできなかったのである。

その当時、女性たちは、三〇歳くらいで閉経期を迎えていたので、その頃までに子供を産むことができるか否かは、人生の重大な分かれ道だった。シチリア王国の王妃が一二〇〇年頃、四〇歳で息子を出産したとき、国王フリードリッヒ二世の宮廷つきの伝道者たちは、この前代未聞の出来事を祝って、「これは、処女マリアがキリストを産んだのとさほど違わない奇跡である」と語ったと伝えられている。

今日の保険計理士であれば、初潮を迎えたばかりの一五歳のジョーン王女の余命をほんの一〇年ばかりだと判断したかもしれない。そんなわけで王室や貴族階級の女たちの若死という運命は、それほど激しい悲嘆を招くことはなかった。

ジョーン王女にとって、ドーヴァー海峡を渡ったのはこれが初めてのことではなかった。五歳のときコブレンツのドイツ皇帝を訪ねた国王と同行していたからである。これは、王室の婚儀にはつきもののことだったとはいえ、エドワード三世は、ジョーン王女をスペインに嫁がせる投機的な試みのための準備にありとあらゆる手段を尽くしたのだが、そのために注《つ》ぎ込まれたほとんどすべての経費は、長期にわたる戦役に苦しめられていた臣民の租税によって賄われた。一三四七年の一二月頃から数隻の帆船が、イングランドの南海岸の沿岸地域から食料を徴発していたのだが、そうした食料は、ボルドーまでの航海を賄うためのものであり、王室の三人の役人が南海岸に面したデヴォン州（その後、トマス・ハーディーのほとんどの小説の舞台として使われたことで広く知られている）に派遣されたのも、同じ目的をもっていた。

資産家であるとともに先見の明の持ち主だった、王室の前任の秘書官長ロバート・バウチャー男爵は、王女につき添っていた外交団の団長をつとめていた。フランスとの戦いの準備や戦闘に明け暮れていた国王は、王女につき添うことができなかったからである。王女の母親だったエノーのフィリッパ王妃は、北海沿岸の低地帯（今日ではベルギー、オランダ、ルクセンブルグが占めている地域）の生まれ故郷を訪ねるとき以外、一度として海外に旅したことはなかった。一三四〇年から四一年まで王室の事務の管理を統括していたバウチャー男爵は、熟練した外交官であるとともに武勇の誉れ高い指揮官であり、クレシーの戦いでは抜群の武功を立てていた。

オックスフォード大学の民法（ローマ法）学者であるとともに、ヨーク市の大聖堂において重職を占めていたアンドリュー・ウルフォードも、王女につき添っていたのだが、ウルフォードは、豊富な経験をもった外交官でもあった。国王は、こうした有能な外交官たちを送り込むことによってジョーンとペドロの婚儀に先立ち、ジョーンとペドロの間に生まれた男の子が、ペドロのその後の婚姻とはかかわりなく、カスティリャ王国の後継者となることを保証する協定を締結しようとしていたのである。

王女の精神的な要求は、ボルドーの大聖堂の高名な司祭ジェラルド・ドゥ・ポディオが代弁する手筈が整えられていた。随行団の中には吟遊詩人も加わっていた。ペドロ王子は、宮廷つきの吟遊詩人たちのうちお気に入りのグラシアス・ドゥ・ガイヴィルをイングランドに派遣し、カスティリャ地方の歌謡で婚約者を慰めるという粋なはからいを示していたからである。

ジョーン王女にはイングランド軍の強力な弓兵が一〇〇人ばかりつき添っていたのだが、そのなかにはクレシーの戦いに従軍した歴戦の古強者も含まれていた。こうした弓兵たちは、たんなる儀礼的な護衛ではなかった。人口密度の低いガスコーニュの南部を横断する長旅は、犯罪者や略奪をこととしていた傭兵の襲撃を受ける危険と隣り合わせだったばかりか、フランス国王の手先から襲われる危険もあった。フランス国王は、プランタジネット王家とカスティリャ王国の同盟を自らに対する脅威とみなさざるをえなかったからである。それでなくとも、フランス国王は、イングランドの軍隊と略奪者が引き起こす途方もない脅威に直面していたばかりか、国王と貴族階級の軍事的な敗北を嘲笑するパリの有産階級に代表される政治的な不安定要素を抱え込んでもいた。

まだ幼い王女の途方もないほど数多くの衣装や所持品のボルドーまでの輸送には、それだけで一隻の帆船が必要だった。エドワード三世は、ジョーンの嫁入り道具の調達には金に糸目をつけなかったのだが、これは、一つには娘への愛情のためであり、さらには、スペインの盟友と義理の息子になるはずのペドロにイングランド王国の権力と富を誇示するためだった。

ジョーン王女のウエディングドレスには、金糸を織り込んだ輸入物の分厚い絹地が一五〇メートル以上も使われていた。王女のスーツは、一〇枚の真紅のビロードを縫い合わせたものだった。また、五つのコルセットのうち二つには、エドワード三世の宮廷で流行していた、シガストンと呼ばれていたきわめて厚手の絹地に金糸で星、三日月、ダイヤモンドの模様が織り込まれていた。王女は二四個一組のボタンを二組もっていたのだが、その一方には、金張りの銀細工が、もう一方には、七宝細工が施されていた。

コルセットを組み込んだ、ギタスと呼ばれていた二着のドレスには入念な趣向が凝らされていた。このギタスは、いずれも分厚い絹を素材としており、一着は緑色で、もう一着は深みのある褐色だった。緑色のギタスのいたるところには、金糸でバラの花園、野生動物、未開人をかたどった刺繍が施されていた。褐色のギタスには金粉が張りつけられており、その上には円の反復模様が施され、それぞれの円の中には横臥しているライオンと王家の紋章が明るい色合いの絹糸と金属の糸で縫いとられていた。その当時のイングランド王室の趣味はけっして洗練されていたとはいえないのだが、そうした事情は、今日においてもさほど変わっているわけではない。

一行は、王女が陸路の旅においてもカトリックの礼拝と秘跡を、その地方の一般庶民とともに教会に参列することなくおこなうことができるよう、ジョーン王女専用の移動式の礼拝堂を運んでいた。この豪華な個人専用の礼拝堂の長椅子には、互いに争っている二頭の龍とブドウの蔓の縁飾が彫り込まれていたばかりか、いたるところにビザンチンの金貨が塡め込まれており、祭壇の台座をすっぽりと被っていた布には蛇と龍の装飾が施されていた。

銀器の中には香炉もあったのだが、これは、現在の価格に換算すれば、五〇万ドルもする高価なものであり、銀製の聖杯も、また、それに劣らぬ高価なものだった。いずれにせよ、その種の器は、「山上の垂訓」とは程遠いものだった。

一三四八年八月、王女と数多くの随行員を出迎えたボルドーの市長レイモンド・ドゥ・ビスカルは、一行につき添って港を見晴るかす河口に築かれているオムブレール城へと向かった。レイモンド市長は、ジョーン王女と三人の側近、王宮の元秘書官長ロバート・バウチャー、外交に熟練した法律学者アンドリュー・ウルフォード、ボルドーの大聖堂の司祭ジェラルド・ドゥ・ポディオに、疫病がきわめて深刻な問題を引き起こしているボルドーの現状を告げ、一日も早く出立するよう促した。

腋の下の窪みや脚のつけ根に恐ろしげなどす黒いみみずばれが浮き出ている何百もの死体が通りや埠頭に積み上げられており、異臭はとうてい耐え難いものだった。だが、中世の貴族階級にとって悪臭はほとんど生活の一部だった。一行は、それを紛らすため香水を染み込ませたハンカチを鼻にあてがった。

王女の側近たちは、疫病について市長が喚起した警告を無視した。王女とその随行員たちは、予定通り王城に入ってそこでゆったりとくつろいだ。だが、疫病を運んでいるネズミがうようよしている埠頭のすぐ近くの河口に築かれていた城は、きわめて危険な場所に位置していたのだ。

王城は、ジロンド川の広大な河口に面したボルドー港の主要な港湾施設のすぐ近くに建てられていた。きわめて裕福な階級の人々というものは時と場所を問わずそうするものだが、プランタジネット王家の人々も、それが可能でありさえすれば、水に面した一等地に居城を建てた。だが、町の中のこの一等地は疫病にさらされる危険がとりわけ高く、疫病は、多くの場合、商品を詰めた布製の梱に身を潜めたネズミによって運ばれ、通商路である川を遡っていった。ネズミに寄生している、病原菌に感染したノミは、いつヒトの暖かな体に飛び移っても不思議ではなかった。王女とその随行員たちは、予定通りことが運んでいたとすれば、スペインに入る前にガスコーニュの南の果ての、スペインとの国境に接していた町ナルボンヌに滞在したと思われるのだが、そのときすでにこの町では、疫病が、川沿いの工場で働いていた染め物師たちのあいだでボルドーと同じように猛威を振るい始めていたのである。

ボルドーの埠頭ではイングランドに輸送される赤ワインの巨大な樽の傍らに積み重ねられた布製の梱のまわりを病原菌を運んでいるネズミが走りまわっていた。

ほどなくして一五歳の王女は、随行員たちが次々に疫病に感染して死亡していく姿を目にするようになった。一年後には父王と兄の黒太子エドワードがフランスから兵を率いてイングランドの居城へと逃げ帰ったのだが、それはまったくの幸運というべきであって、彼らはそのせいで難を逃れることができたのだ。まだ幼い王女とその顧問団は、そうした幸運から見放されていた。疫病の猖獗のまさに中心地だったボルドーに滞在したことが恐るべき運命を引き起こしたからである。

ボルドー港を見晴るかす王城は恐怖の納骨堂と化していた。クレシーの激戦の勇士であるとともに秘書官長だったロバート・バウチャーはまっ先に疫病に冒された一人であり、八月二〇日に死亡した。九月の二日にはジョーン王女がこの世を去ったことによって、エドワード三世は、愛娘を失うという非運に見舞われたばかりか、外交政策の蹉跌という厳しい現実に直面してしまった。

法律学者であるとともに外交官でもあったアンドリュー・ウルフォードは疫病には感染しなかった（ウルフォードは、多忙な外交官としての生活を再開し、その一〇年後、使節としてアヴィニョンの教皇庁に派遣されていた途次において客死した）。こうした事態に直面したウルフォードは、イングランドに引き返し、一〇月一日に王女が疫病のせいでこの世を去ったことを国王に報告した。

国王エドワードは、婚約を解消させざるをえなくなった事情を伝える書簡を直ちにカスティリャの国王アルフォンソに送り、その書簡を、その当時一般的に用いられていた、「我らは神を頼り、我らが命を神の御手に委ね、神は数多《あまた》の危地より我らが命を救い給う」という文面で締めくくった。エドワードは、もう一人の娘をすでにイングランドの州太守に嫁がせていたので、婚姻によってカスティリャと戦略的な同盟を結ぶ手立てをもはやもっていなかった。

だが、カスティリャ王国は、プランタジネット王家の一族の心に巣食っていた亡霊の手招きを免れたわけではなかった。ジョーン王女の二人の兄、黒太子とジョン・オヴ・ゴーントは、直接的な武力行使によってカスティリャ王国を支配するためその後数十年にわたってスペインに軍隊を送り込み、その地に血なまぐさい争乱を引き起こした。だが、こうした遠征は、どれ一つとしてスペインの永続的な支配を達成することはできなかった。スペイン人はすぐれた戦士であるとともに、政治的にはプランタジネット王家の一族よりも抜け目がなかった、というより、裏切りなどいっこうに意に介していなかったからである。

ペドロがジョーン王女の旅路をスペインの歌謡で慰めるためイングランドに派遣していた吟遊詩人の運命は定かではない。彼は、おそらく、疫病のせいでボルドーで死んでしまったものと思われる。ロバート・バウチャーの遺体はイングランドまで運ばれ、彼が授けられていたエセックス州の小さな修道院に埋葬された。

ジョーン王女の遺体がロンドンまで運ばれたという記録は残されていないばかりか、王女の葬儀についてもいっさいが不明なのだが、これはきわめて重大な事実である。王女に関する記録が欠けているという事実は実に奇妙なことなのだが、それは、エドワードが娘の消息について無頓着だったことを意味しているわけではない。中世のいかなる国王といえども、自らの娘の遺体が埋葬されることもなく消え失せるといった事態を許すなどといったことは、あるはずもなかったからである。

事実、一三四八年一〇月二五日、国王は、北部の教会組織の大立物だったカーライルの主教に幼い王女の遺体を疫病が猖獗をきわめていたボルドーから持ち帰ってロンドンに埋葬する危険な任務を依託した。この任務の経費として国王が主教に示したのは、一日につき五マルク（現在の金額に換算すると二〇〇〇ドル）という途方もないほどの高額だった。エドワード三世がこれほどの報酬を有徳な主教に用意したのは、それが主教の一命にかかわる任務であることを理解していたからにほかならない。

主教が尻込みして疫病が蔓延しているボルドーには赴こうとしなかったということもまったく考えられないことではないにしても、主教という職掌から判断すれば、そうしたことは、きわめてありそうもない話だと思われる。カーライルの主教はボルドーに赴いたのだが、王女の遺体は港の周辺を飲み込んだ大火災によってそのほかの数多くの遺体と同じように灰に化していたので、それを持ち帰ることができなかったと推測する方がはるかに自然である。

ボルドーの港の周辺は疫病による汚染がきわめて深刻だったことから（同時代の年代記編者は、港の周辺ではすべての人が死亡したと書き残している）、疫病の蔓延を食いとめるため、レイモンド・ドゥ・ビスカル市長は意を決して港湾施設に火を放たせた。港を焼き尽くす炎と煙は天を焦がし、はるか彼方からも目にすることができたほどだった。

市長から意見を求められた医師たちは、この生物学的な災厄の原因を占星術を使って読み解くことによって、健康を著しく損ねる宮のせいであると説明したか否かはひとまず措くとしても、疫病が汚染された空気によって患者から健常人に伝染すると告げたに違いない。

だが、港の周辺を焼き尽くした火は、さらにそのまわりへと燃え広がり、港からかなり離れた住宅をも飲み込んでしまったことを、私たちは、その後に引き起こされた訴訟の記録から知っている。炎は河口に築かれていた王城にも燃え移り、ジョーン王女の遺体を灰と化してしまった。これは、まず間違いのない事実であると思われる。

王女を見舞ったこうした悲しい最期は、国王の嘆きを募らせないわけにはいかなかった。カスティリャのアルフォンソ国王に宛てた一三四八年九月一五日付けの書簡にエドワードは、愛娘を見舞った非運に彼が抱いていた「堪え難いほどの心の痛み」を露にしている。エドワード三世は、王女を、「天国から国王と王族を見守る受難の天使」であると表現し、「我らは、我らがこのうえなく深く愛せし、いかなる穢れをも知らぬ我らの一族の一人（王女は処女のまま一生を終えた）が我らに先立って天国に召され、天軍九隊の処女の天使らを束ね、神の御前にて我らが犯せし罪の取り成しをなせるようはからい給うた神に感謝を捧げる」と言葉を継いでいる。

エドワード三世が息子の黒太子とともに今日のフランスの領土の三分の一のうち二五パーセントに当たる西の地域を荒廃させ、武力と飢饉によって何十万人もの農民や都市の居住者に死をもたらしたことを考えてみれば、処女天使ジョーンは、自らに割り当てられた運命を全うしたのだと言うことができるかもしれない。

レイモンド・ドゥ・ビスカル市長は、プランタジネット王家の政治的な隆盛を共有していなかったとはいえ、幸運にも疫病を免れることができた。だが、繁栄を謳歌していた港町ボルドーとその郊外の肥沃な耕地が蒙った被害は途方もなく大きく、ブドウ園もその例外ではなかった。

百年戦争の勃発以降の一〇〇年の戦乱によってすでに痛めつけられていたボルドーの郊外は、それに追い討ちを掛けた疫病のせいですっかり荒廃してしまった。一三六五年二月、聖アンドルー大聖堂の聖堂参事会は、町の防壁の真南に位置していたサン・ジュリアン村の借家の復旧を要請した。そこには二〇年以上の長きにわたって誰も住んでいない状況が続いていたからである。賃借権をもっていた人たちがすべて死亡してしまい、その権利を主張して賃借料を支払おうとした人が誰一人としていなかったのだ。その一画の住宅は、修復が不可能なまでに朽ち果ててしまい、人っ子一人として住んでいなかった。

　大聖堂の聖堂参事会長と聖堂参事会は、所有権の相続人が存命であるか否かを知る手立てをまったくもっていなかった。そんなわけで、ボルドーの教区の最大の教会と一五の礼拝堂において相続人に名乗り出るよう促す布告書が四回ほど読み上げられたのだが、二月の二九日までに名乗り出た人は誰一人としていなかった。そのため、借地は、聖堂参事会長と聖堂参事会の管理に帰属する処置がとられたのである。

　ボルドーの大主教の管区の報告書も、また、住む人が誰一人としていなくなり、朽ち果ててしまった借家がそのほかにもあったことを明らかにしている。一三五六年、サンジュリアンから見ればジロンド川の対岸に当たるフロアラックの近くのラ・スイでは、ブドウ園を管理する農民がまったくいなくなってしまった。そこから一・五キロばかり北に位置していたロルモンでは、一三六一年には一三の借地に誰一人として住んでいなかった。同年、サン・ジュリアンからほど遠からぬ所に位置しているペサックでは七つの借地と特上のブドウ園が放置されたままになっていた。

　ボルドーの経済にとってワインの取り引きはその中枢を占めていたのだが、まず戦役によって加速し、次いで疫病によってさらに悪化した経済的な危機は、ボルドー郊外のこうした荒廃とともに深刻さを増していった。一四世紀の前半には七二五隻から一三六〇隻の帆船がガスコーニュ産のワインを積んでイングランドに向けて出航していたのだが、一三四九年一〇月八日から一三五〇年八月二七日までのあいだに出航した帆船の数は一四一隻にまで落ち込んでいた。

　ワインの輸出量は、疫病の蔓延の以前の水準を回復することはなかったのだが、イングランドの市場の需要はさほど落ち込まなかった。その結果として、ガスコーニュ産のワインは、輸出量の落ち込みを価格の急上昇によって部分的に埋め合わせることができた。価格は、その後に下落したとはいえ、疫病の蔓延以前より三〇パーセント以上も高い水準を維持していた。

ワインの取り引きの復活は、一三五五年に始まり、一三六三年から大幅に促進され、一三六八年に頂点に達したボルドー郊外の農村の再建によって達成された。ラ・ソーヴの大修道院は、所有地に農民をふたたび住みつかせる努力を組織的におこなった。地方の村落や隣接していた州からばかりでなく、ブルターニュやスペインといった遠隔地からも移住者を募ったのである。

新たな賃借権には、三年から四年のあいだに家屋を修復すること、古いブドウの木の通常の手入れ、新たなブドウの木を四年以内に植えることといった条件が組み込まれていた。一三六五年に聖アンドルー大聖堂の聖堂参事会と聖堂参事会長はサン・ジュリアンの土地を自らの管理下に置いたのだが、これは、耕地の再賃借と復興にとって不可欠なプロセスだった。グラーヴにおいても、聖堂参事会長と聖堂参事会は同じような処置を取っていた。聖スーリン大聖堂の聖堂参事会長とカステルノーの領主は、極上のワインを生産していたそのほかの村と同じように、一三六六年から一三七二年にかけて、賃借権の新たな所持者にブドウの木を六年以内に植え替えるという条件を課していた。

王女の死によってイングランドの王族は、疫病の脅威の深刻さを痛感するようになった。領地の村々で死んでいった農民たちやロンドンをはじめとする数多くの都市の共同墓所といった凶事の兆しは、当初、プランタジネット王家の一族と宮廷を恐怖に陥れた。ボルドーの荒廃、とりわけ、国際政治にきわめて重要な意味をもっていた王女の死は、亡霊を目の当たりにしてでもいるような薄気味悪い恐怖感を煽り立てたのである。

宮廷は、一三四九年に流行した疫病からはいずれかといえば軽度の被害しか被ることはなかった。国王とその長子の黒太子は、夏の季節を人口の密集地からはるかに隔たったイングランド南西部の王室の荘園や疫病による死亡率がすでに頂点を過ぎ去った地域で過ごしていた。ほとんどの王族は、疫病によって命を落とすことがなかったにもかかわらず、大量の死者は、王族と宮廷に精神的な衝撃を与えないわけにはいかなかった。そうした反応を示している最良の資料の一つは、死者の埋葬のために取られた手立てである。一三四九年、エドワード三世麾下の傑出した戦闘司令官の一人であったサー・ウォルター・マニーは、スピタル・クロフトと呼ばれていた共同埋葬地を購入したのだが、これは、その後「ホー新エルサレム教会」と改称され、今ではチャーターハウス慈恵会病院として知られている。

これは、主として衛生という具体的な目的をもっていたと思われるのだが、埋葬地の中に聖三位一体と聖母マリアに捧げた礼拝堂を建設したことに示されているように、宗教的な側面をもってもいた。マニーは、ローマ教皇クレメンス六世から礼拝堂を一三人の司祭を擁する世俗的な大学に作り換える許可を得ていた。だが、マニーは、死の前年の一三七一年にその計画を変更し、その用地にカルトゥジオ会修道院（後のチャーターハウス慈恵会病院）を建設した。

カルトゥジオ会の修道士たちは、数ある教団の中でももっとも厳格な戒律を守っていたことで知られており、マニーのこうした選択は、自らの精神的な礎を反映していたと考えることもできる。マニーは、遺言で修道院のために二〇〇〇ポンド（今日の金額に換算すると七〇〇万ドル）を残しており、自分自身の遺体もそこに埋葬するよう指示するとともに、疫病の犠牲者の霊を慰める施設の重要性に言及している。

エドワード三世も、また、疫病の犠牲者の魂の救済に同じような貢献をしている。一三五〇年、エドワードは、ロンドン塔から程遠からぬ所に疫病の犠牲者のための共同墓地を購入しているのだが、この土地は、その前年に聖三位一体修道院の聖職者だったジョン・コーリーが手に入れていたものである。おそらくコーリーは、国王の意を受けてそうした措置をとったものと思われる。エドワードは、そこに聖母マリアに捧げた礼拝堂を建設した。エドワードは、数多くの陸上、海上の危難から逃れることができたのは聖母マリアのとりなしのおかげだと考えていたのである。

エドワードの感謝の念は、一つには、戦いの危険に関する彼自身の考え方を反映していたのだが、疫病から逃れることができたという事実ともかかわりをもっていたに違いない。エドワードの関心は、主として大量の犠牲者に対する哀れみの情というよりはむしろ個人的なものだった。その後ほどなくして、エドワードは計画案を見直し、カルトゥジオ会修道院「聖マリー・グラス」を、ビューリー・ルジスの由緒ある修道院の管理のもとに建設し、ビューリー・ルジスから五人の修道士を招聘した。

エドワードは、当初、新たな修道院に年間一〇〇〇ポンド（今日の金額に換算すると四〇〇万ドル）の下賜金を与えるつもりだった。だが、事実はといえば、スミスフィールドの少しばかりの地所と年間わずか二〇マルクを与えただけだった。これは、その計画に対する優先順位が急速に低下したことを示している。一三五八年には下賜金を年間四〇マルクに増額したのだが、それと同時に、修道士の数をさらに増やすよう強要している。

一三六七年には、ロンドンの二つの教会とそのほかの土地から上がる地代を与えたのだが、これは、年間一〇〇〇ポンドに相当し、彼が、当初、修道会に与えた言質を履行したものだった。死の床に就いていたとき、エドワードは下賜金をさらに増額した。

国王の一族を除けばイングランド最大の領主であるとともに、もっとも裕福だった人物は、ランカスターの公爵であり、フランスとの戦役で武勲を謳われた歴戦の勇士でもあったヘンリー・オヴ・グロスモントだった。グロスモントは、疫病に深く心を動かされた一人である。彼は、一三四〇年代の疫病の蔓延を生き抜くことができたのだが、一三六一年にイングランドを襲った同じような疫病の大流行によってこの世を去った。彼は、一三五四年、聴罪祭司に強く促され、疫病の蔓延に関する自らの考えを『聖なる医師の書』と題した小冊子に纏めているのだが、この小冊子は、疫病が蔓延していた歳月を内省的に描いた感動的な記録文書である。

グロスモントの個人的な弱点のうち、自らそれに気づいており、矯正しようとしていたのは、病人に対する嫌悪感だった。それは並外れたものだったので、公爵は、自分の食べ残しすら病人には分け与えようとはしなかったほどだった。公爵が著した小冊子の中でキリストは、聖母マリアに助けられ七つの大罪に汚された魂の傷を癒した医師としての特性が強調されている。

グロスモントは、悔い改めて禁欲的な生活を送ったわけではなかったとしても、自らの内なる声によってそうした生活への回心を促されていた。彼は、若かった頃には背が高くて色白で、指輪や靴下留めなどの装飾品やダンスに対する嗜好をもっていたと書き残している。歳をとってからも、レスターの居城には舞踏室はもちろんのこと、吟遊詩人の一団を抱えていた。彼は女好きだったのだが、生まれの低い女たちの方を好んだ。こうした女たちは、彼の好みのあら探しをしなかったからである。

公爵は、自分が属していた階層の通例に違わず狩猟と戦いが大好きだった。年老いてからも、もっぱら味の濃いソースを使った、スパイスのよく利いたこってりとした料理を好んで口にしていた。サケとヤツメウナギには目がなく、それを食膳に載せるためには金に糸目をつけなかった。

彼は、また、大量のクラレットをがぶ飲みし、自分にせよ自分の仲間にせよ、ワインを賞味する趣味などあっと言う間になくしてしまったと、誰はばかることなく公言していた。この小冊子は、こうしたライフスタイルの精神的な限界、さらには、自分が自由に手に入れることができた快楽と同時代のほとんどのイングランド人が強いられていた苦しい生活とのあいだの不釣り合いをグロスモントがはっきりと認識していたことを示している。

こうした認識は、一三六一年四月一四日、グロスモントがニューアークに建てた修道院大学においておこなわれた彼自身の葬儀のために自らが定めた式次第にも示されている。彼は、軍隊的な要素の誇示をすべて退けた。武具に身を固めた人は、誰一人としていなかったし、飾り馬具をつけた馬も、ただの一頭たりともいなかった。それぞれ三五キロ以上もある五本の巨大なローソクと四本の葬儀灯を灯している葬儀馬車につき添っていたのは、五〇人の貧しい人たちで、こうした人たちのうち半数は青い衣服を、残りの半数は白い衣服を身に纏っており、その一人ひとりが松明を掲げていた。この葬儀には王族も参列し、黒太子は、棺台に金糸で織った二切れの布を置いた。

国王の一族は、王族の一員であるという個人的な理由とはさほどかかわりなく、この葬儀には是非とも参列しなければならなかった。グロスモントには男の跡継ぎがいなかったし、二人の娘の一人であるモードは早逝していたので、膨大な遺産のすべてを、もう一人の娘であるブランチ、つまり、エドワード国王の第四子であるジョン・オヴ・ゴーントの妻が引き継ぐことになったからである。

新たにランカスター家の公爵になったジョン・オヴ・ゴーントは、エドワード三世がこの世に送り出した数多くの子供たちのうち、この時点では、長男である黒太子に次ぐ年長者だった。エドワード三世が一三七七年にこの世を去ったとき、イングランド王国の王冠を受け継いだのは、黒太子と、黒太子がこよなく愛していた陽気なジョアンナ・オブ・ケント王女の間に生まれた息子である若きリチャード二世だった。

ジョン・オヴ・ゴーントがランカスター家の広大な領地と公爵という称号を受け継いだことは、プランタジネット王家のそのほかの一族を動揺させないわけにはいかなかった。今やランカスター公爵となったジョン・オヴ・ゴーントは、彼以外のすべての王族に匹敵する資力と兵力を自由に動かせるようになったからである。ジョン・オヴ・ゴーントの跡を継いだランカスターのヘンリーが、一貫した意志と行動力を欠いていたリチャード二世を追放し、議会の承認を得て王位を獲得したのは、ほとんど必然的な成り行きだったと言うことができるだろう。こうした手段によって王冠を戴いたヘンリー四世は、リチャード二世を寒冷の地の城に押し込め、おそらくは餓死させてしまったものと思われる。

プランタジネット王家のそのほかの一族は、しだいにエドワード三世の第五子エドマンド・オヴ・ラングリー（ヨーク公）の後継者を中心に団結するようになった。こうした経緯によってランカスター家とヨーク家のあいだで二五年に及ぶ争いが引き起こされる舞台が整ったのだが、ビクトリア王朝の作家たちは、それを「薔薇戦争」と呼んだ。それは、プランタジネット王家のランカスター党とヨーク党のあいだで争われたいつ果てるとも知れない内戦であって、そのせいでイングランドは、一四四〇年代から一四五〇年代にかけてジャンヌ・ダルクに鼓舞され士気をとり戻したフランス王国に対抗することができなくなってしまった。かくして、イングランドは、ボルドーとその郊外のブドウ園を失ってしまったのである。

ジョン・オヴ・ゴーントのゴーントという風変わりな呼び名は、フランドルの工業都市ゲントの英語読みであって、エドワードの妃であるエノーのフィリッパが北海沿岸の低地帯の出身であり、ゲントで彼を産んだことに由来している。ジョンは、その一生を通してヨーロッパの表舞台におけるもっとも裕福な、もっとも優雅な、また、もっとも恐れられた領主だった。彼は、また、学者や詩人たちの庇護者だった。彼は、オックスフォードにおいて終身在職権を獲得することができなかった、また、なにかと非難の矢面にさらされることが多かった異端の神学者ジョン・ウィクリフを宗教裁判による激しい攻撃から庇護した。

ジェフリー・チョーサーは、ランカスター家が彼に与えた名誉職であるロンドン港の徴税官長という快適な仕事から駆り出されて大陸に赴き、イングランド王国の利益を代弁する外交官として働いていたことが何度となくあるのだが、ジョン・オヴ・ゴーントは、その時代のチョーサーの主だった庇護者だったばかりか、チョーサーの妻は、ゴーントの数多くの愛人の一人だったと伝えられている。

私たちにとって、イングランドばかりかフランスとスペインをロドス島の巨像さながら二〇年にわたって支配したランカスターの公爵ジョン・オヴ・ゴーントの人生と、カスティリャ王国の皇太子と結婚するためスペインに向かっていた旅の途次で、一五歳の若さでこの世を去ったその妹ジョーンの人生は、著しい対比を示しているように思われるのだが、そうした想念は哀れを誘わないわけにはいかない。

たとえそうだとしても、そうした一面だけを過度に強調してはならない。一四世紀半ばのヨーロッパの貴族階級は、こうした安易な対比など、まったく歯牙にもかけていなかったからである。貴族の意識にとって、ジョンとジョーンは、そのいずれもが国家を統べる運命を担った王族の一員として生を全うしたことについては変わりがなく、その人生は、神と信仰が二人に割り当てたものにほかならなかった。二人のそれぞれの自我は、人生と歴史という秤に掛けてみれば、同等の重みをもっているということができよう。

貴族階級の偉大な人物というものは、たとえそうした人たちが美術品に対する鑑識眼をもっていたり、稀覯本を収集していたり、学者、詩人、神学者を庇護していたとしても、けっして内省的ではありえなかった。こうした洗練された趣味は、事実、そうした傾向をランカスター家の人々がもっていたとはいえ、あくまでも見栄えのする贅沢という一定の側面においてのみとらえられていた。この世においては、庇護している詩人といえども駿馬と同列であって、趣向を凝らした性の交わりもまったく無に等しく、贅を凝らした見栄えのする衣装や極上の料理すら、呼吸や睡眠と同じように一日というプロセスの一部にすぎなかった。

これこそが貴族階級の実体だった。彼らは、あくまでも経験を重んずる触覚型の人物であり、人生の意義はおろか、明日の意義すら思い煩うことはなかった。生まれながらにして莫大な富と高貴な身分に恵まれていたとはいえ、彼らの振る舞いは、その心理からみてみれば、ひたすら農耕を生業《なりわい》とし、ポリッジ（オートミールや穀類を水や牛乳で煮詰めてどろどろにしたかゆ）で露命を繋いでいた農民たちのそれとまったく変わりがなかった。人々は、それぞれ自分に振り分けられていた人生、つまり、神によって与えられた天職という役割を演じていたのだが、少年時代や青年時代に早々と舞台を下りなければならないことも稀ではなく、五〇歳を過ぎても舞台に立って役を演じ続けている人はほとんどいなかった。

貴族階級は、こうした短い人生について運命の皮肉を読むだけの感覚をもたないままに生きていた。事実、死者を埋葬するとき主教が棺《ひつぎ》を前にして口にする聴き取りにくい説教は、人の一生の短さと果敢なさを長々と論じることが多かったのだが、貴族たちは、そうした感傷にとらわれていたわけではなかった。彼らは、豊かさと教養に恵まれている私たちがもっている不安と記憶に支配されている自意識より、猟犬や鷹との本能を介した接触の方を好んだからである。

こうした日々を送ることができた人々の数はきわめてかぎられていた。一三四〇年頃、西ヨーロッパの富の六〇パーセントと政治的な権力のほとんどすべてを、ほぼ三〇〇の名門貴族が支配しており、そのうち五〇ばかりをイングランドの貴族が占めていた。その富は、数えきれないほどだったのだが、これは、けっして言葉の綾ではない。それが評価されたり、査定されたことなど一度もなかったからである。だが、それぞれの貴族の年間の収入は、低く見積もったとしても、今日の金額に換算して一〇億ドルに達していたものと思われる。

こうした五〇近くの貴族とその政治的な権力については様々な議論があるのだが、いずれにせよ、彼らは、国家の「第一身分」つまり、支配階級だった。イングランドにおいては、億万長者の上流貴族と、多くの場合、その後継者も、三〇人の主教とともに国王から個人的に召喚され、後に貴族院として制度化された議会に席を占めることによって国政に参加することができた。議会は、立法と法の施行に絶大な権力をもっていた（英国においては今なお最高裁判所は貴族院に属しており、最高裁の審理は、具体的には、終身的な、だが、相続することはできない称号を与えられた二五人の裁判官によっておこなわれている）。

もっとも、第一身分が、政治、立法、法の施行の分野において重要な役割を果たしたことはめったになかった。一九世紀から二〇世紀の自由主義的な歴史家たちの時代錯誤な夢想とは対照的に、一四世紀の貴族階級の偉大な人物たちは、政治と立法によって多くの事柄を成し遂げていたわけではなかった。王室の廷臣を傍らに押しやる、少数独裁的なきらびやかな改革を立案して権力を掌握しようとした野心家がいなかったわけではなかったが、そうした政治的な野心は、一時的ではあれ危機を引き起こさないわけにはいかず、そうこうしているうちに、政治に対する興味を瞬く間に失っていった。貴族が二、三カ月のあいだかかわることができた唯一の係争は、国王の寵を得ようとする悪意に満ちた企みであって、それには、多くの場合、同性愛がかかわっていた。こうした争いの決着をつけたのは、一般的には、暴力であって、それが終わると貴族たちは、それぞれ地方の領地に引き上げてしまい、祝宴、飲酒、狩猟、漁色といったお馴染みの日常を取り戻したのである。

疫病が上流貴族階級に与えた衝撃は、こうした階級に共通のものというよりは、むしろ個人的なものだった。貴族階級の現金収支は途方もなく大きく、その生活様式は豪勢なものだったことから、それは、経済に大きな影響を与えていた。食料の調達、建設、贅沢な衣装、家屋の管理と修理、馬の飼育と育種、武器の製造、生産物の取り引きといった様々な職業に従事していた何千もの人々は、社会的な階層の頂点に位置していた、一握りの上流貴族階級の需要を満たすことによって生計を立てていたのである。

こうした上流貴族階級の生活風習とそれを満たしていた贅沢な物資は、また、さほど裕福ではない貴族階級や、貴族階級の生活様式を財力が許すかぎりにおいて真似ていた紳士階級の上層に属していた一家の家政を圧迫していた。土地を所有していた階級のあいだでは、ちょうど今日のアメリカ社会においてクレジットで商品の売り買いがなされているように、信用貸に支えられた生活が一般的になっており、フィレンツェや南フランスの銀行家たちは、きわめて高い利率で巨額の金を貸しつけていた。銀行家の貸付金は、その相手が最上流の貴族階級であったとすれば、結局のところ、さほど貸し倒れの危険をともなっていなかった。こうした人たちは、莫大な収入源の持ち主だったので、どれほど豪勢に金を使ったとしても、最終的には、支払い能力を失ってしまうことはなかったからである。これは、比較を絶した最大の借り主だった国王エドワード三世がもっていた慣習的な知恵だったのだが、その結果、エドワード三世は、度重なる戦役の経費を賄うため借り入れた巨額の負債の支払い能力を失ってしまい、フィレンツェの高名な二つの銀行を潰してしまった。

私たちは、ここにヨーロッパに覇を唱えようとしていたプランタジネット王家の一族に黒死病が与えた影響の経緯を読みとることができる。まず、王女ジョーンがこの世を去ったことによって、プランタジネット王家は、カスティリャと連合王国を作りだす手立てを失ってしまった。その後、まず黒太子が、次いで、ジョン・オヴ・ゴーントがスペインを侵略したのだが、それでもなお、連合王国構想の挫折によって失われてしまった政治的な利益を埋め合わせることはできなかった。その一方、疾病は、グロスモントのヘンリーの命を奪うことによって、ジョン・オヴ・ゴーントがランカスターの公爵と広大な領地を継承する道を拓いた。これは、イングランドの次世紀の政治史を形づくったきわめて重要な出来事であるとともに、プランタジネット王家の一族の結束を引き裂いた元凶でもあった。

フィレンツェの銀行家からしてみれば、これは歓迎すべき事態だった。ジョン・オヴ・ゴーントは、いぜんとして支払い能力をもっており、億万長者に特有の生活様式を維持していたからである。彼は、ロンドンに最大級の豪邸を建てたのだが、この豪邸は、一三八一年に蜂起した農民が放った火によって消失してしまった。

第四章　領主と農民

黒死病が流行していた時代のイングランドの社会は、生産基盤をもっぱら農業に依存していた。総人口の九〇パーセントが農村部に住み、集約的な穀類の生産と羊や畜牛の放牧に従事していた。最大の都市だったロンドンの人口も七万五〇〇〇人に満たなかったし、人口五〇〇〇から一万の都市は、北部のヨーク、西部のブリストル、中央部のリンカンの三つにすぎなかった。そのほかには、二〇ばかりの町、街道の合流点の宿場町、年間を通して市が立っていた市場町、教会のまわりに形成された集落といった定住地が形作られており、その人口は、五〇〇から五〇〇〇程度まで多岐にわたっていたものと思われる。だが、こうした小さな町においては、数多くの人々がその周辺の耕作地で農業に従事していた。

それにもかかわらず、イングランドは豊かな国だった。それぞれの地域が異なった様々な農産物の生産に適していたからである。ケンブリッジの北部からリヴァプールまでの地域はすぐれた放牧地であり、羊や畜牛を飼育する巨大な農場がひしめいていた。この地域の北部では家畜の数は、そこに住んでいた人々の人口の四倍から五倍に達していた。羊は、年間を通して何百万ポンドもの高品質の羊毛を生みだしており、羊毛は、ゲントやイーペルといったフランドル（ベルギー）の織物産業都市、さらには、もっと遠くのイタリアの都市へと輸出されていた。

未処理の羊毛のうち少なくとも三分の一は、教会の所有地で生産されており、とりわけ、シトー会修道院は、高い生産性を誇っていた。一二世紀に平信徒の庇護者から叢林地を譲り受けていたシトー会修道士たちは、それを開墾して広大な羊の放牧地に作り替えていた。シトー会修道士たちは、それによって莫大な富を得ており、領主たちは、修道士が先鞭をつけた放牧地の開拓を大規模におこなった。（シトー会修道士たちは、今日においても勤勉さで知られており、合衆国のスーパーマーケットにも並んでいる「トラピストジャム」や「修道士パン」は、中世の修道士の後継者たちが生産したものであって、トラピストとは、一七世紀に設立された厳律シトー会修道会士の俗称である。）

羊毛を集荷、梱包、船積みする効率的なシステムが作りだされ、羊毛は、南部や東部の港から大陸に運ばれていったのだが、羊毛の輸送にとりわけ重要な役割を果たしていたのは、集配センターの機能をもっていたフランス北部の港町カレーだった。王国政府は、一二七五年以降、羊毛に「グレートカスタム」と呼ばれていた輸出税を課しており、この収益は、一三四〇年には王家の収入のほぼ五パーセントを占めていた。廷臣、地主、商人の代表者たちによって構成されていた議会は、羊毛の税率を上げることによって王家の収入を増やすか否かについて頻繁に議論を闘わせていたのだが、これは、時代が下った一七世紀においてもいぜんとして議論の的だった。

こうした未加工の羊毛のうち王国内の需要に振り向けられていた比率は、一三四八年頃までは一〇パーセント程度だったものと思われる。起業家たちは、国内に織物産業を興そうとしており、そうした気運は、次の世紀に入ると急速に広まっていった。こうした織物は、今日のような大規模な工場ではなく、農民の家庭で作られていた。資本提供者の代理業者たちが定期的に農家の紡ぎ手に必要な器具と未加工の羊毛を届け、前回の訪問以降に生産された織物を代金と引き換えに持ち帰ったのである。歴史学者たちは、工場生産に先行していたこうした組織的な生産方法を、「家内方式」、あるいは、「外注方式」と呼んでいる。

長年にわたって羊毛を刈り取った年老いた羊は、その肉を利用するため屠殺されたのだが、マトンチョップは、中流階級や労働者階級の食卓では御馳走の一つだった。(その当時、ラムチョップといった言葉など、ほとんどの人は耳にしたことすらなかった。若い羊は、まず羊毛の刈り取りを優先させなければならないので、その肉は、おいそれとは口にできない貴重品だったからである。)北東部の丘陵地帯の傾斜地で牧草を食んでいた何百万頭もの畜牛は、皮革製品の需要を満たす高い商品価値をもっていたのだが、その赤肉は、それとは比べ物にならない需要をもっていた。ローマの支配下にあったブリテンを紀元後四〇〇年から六〇〇年にかけて征服したアングロサクソン人は、そのほかのゲルマン民族と同じように極端に肉食を好み、赤肉をむさぼり食っていた。裕福な階級にしても、時折、物珍しい鳥肉を口にすることがあったとしても、一日三食もっぱら赤肉を口にしていた。

それ以降何世紀もの長い歳月を通して、赤肉は、森林を住処にしていた鹿を狩ることによってふんだんに手に入れることができた。だが、時代の推移とともに、森林は、開墾されて農地や農民の居住地に姿を変え、その面積が大幅に減っていった。一四世紀のイングランドの上流階級の赤肉の需要を賄っていたのは、そのほとんどが家畜だった。

密集した群れをなして放牧されていた家畜は、伝染病に罹りやすく、そうした伝染病のなかでももっとも恐れられていたのが炭疽病だった。一四世紀のある時点、おそらくは一三四〇年頃、炭疽菌のある菌株がヒトに感染したのだ。この歴史的な事件を想起するには、一九三〇年から一九五〇年までのある時点において、ヒト免疫不全ウイルス、つまり、エイズがチンパンジーの肉を経由してヒトに感染したと推定されている事実を思い浮かべてみればよい。

一四世紀の医師たちにとって、炭疽病がヒトの間で大流行しているといった事態を認識することはほとんど不可能だった。ペストと炭疽病の第一段階は、風邪のような症状と高熱であって、ほとんど区別がつかなかったからである。医師たちは、お馴染みのペストが人々を襲っていると考えたのだ。もっとも、腋の下や脚のつけ根にペストの代名詞ともいうべき黒っぽいみみずばれをまったく発現させない患者がいることに頭を悩ませた医師もいなかったわけではなかった。

だが、医師たちは、ペストの犠牲者のなかには実際には炭疽病に冒された患者がいるとの結論には達しなかった。合衆国の西部の大農場では畜牛が密集した状態で放牧されているにもかかわらず、炭疽病は、一年に一度のワクチンの予防接種によって予防されている。さもなければ、炭疽病は、一四世紀のイングランドの北部の大農場や南部の小さな放牧地と同じように広まることだろう。

イングランドの中央部や南西部の多くの地帯は、「チャンピオンカントリー」と呼ばれていた、穀類の栽培に適した肥沃な土壌に恵まれており、少なく見積もっても、王国の富の半分を稼ぎ出していた。土壌ばかりか天候にも恵まれていたこの農地は、世界中の耕地のなかでももっとも高い生産性を誇っていた。イングランドの総面積のほぼ四〇パーセントを占めていた「チャンピオンカントリー」と穀類の生産において肩を並べることができるのは、広い世界を見渡してみても、ウクライナ、カナダの西部、合衆国の一部の地域のほかには見当たらないほどである。

一八七〇年から一九四〇年にかけて、政府の近視眼的な政策のせいで多くの農民がこの地帯における集約的な農業を見捨ててしまい、英国は、カナダや合衆国から穀類を輸入しなければならない状況に追い込まれてしまった。第二次世界大戦においては、一九四三年までドイツのユーボートによって輸送船の航行を遮断されていたため、英国政府は、「婦人農耕部隊」を都市ばかりか名門大学から送り込むことによってこの見捨てられていた土地をごく短期間のうちに甦らせようと努力したのだが、こうした努力は、ささやかな成果しか達成することができなかった。

一三世紀にイングランド王国が征服したイングランド南西部のデヴォンやコーンウォールの各州、さらには、ウェールズは、土壌が白亜質だったり、石ころが多くて農業には適しておらず、人口密度も低くて多くの人々は貧困に苦しんでいた。海岸に面した村々にとって密貿易は、生計の資を得るかぎられた手段の一つだった。ウェールズではかつては豊かだった森林を伐採することによって木炭産業の雛形がしだいに形成されていった。というのも、イングランドは、一五〇〇年頃に危機的な状況を迎えた燃料不足の初期の兆候を示し始めていたからである。

だが、イングランド南部の中央に位置していた「チャンピオンカントリー」の真ん中の耕地は、一一八〇年から一二八〇年にかけて天候にも恵まれ、中世の黄金時代を謳歌していた。イングランドが位置している北半球は、温暖な気候と寒冷な気候が周期的に入れ換わっている。温暖化の傾向は一二世紀の初頭から始まり、一一八〇年以降その頂点に達した。きわめて長期にわたって暖かな夏と適度な気温を保った冬ばかりか、じゅうぶんな雨量に恵まれたおかげで、穀類の成長はきわめて順調で、農作物の不作や飢饉とはまるで無縁だったのである。

農村の労働者階級の食生活は、穀類に依存する度合いがきわめて高かったことから、こうした人々の平均寿命は延びる一方だった。農村の人口は急激に増加し、一三世紀には三倍に達した。一二八〇年頃までにはイングランドの人口は六〇〇万人に達し、その四分の三が南部の中央部に住んでいたのだが、その後激減したイングランドの人口が六〇〇万の大台を回復したのは、時代も下って一八世紀の半ばのことだった。（今では高度に都市化した社会に六〇〇〇万もの人々が暮らしている。）

農業に恵みをもたらした天候と人口の急激な増加は、その好ましくない側面として未曾有な農地開発ブームを引き起こした。一三世紀のイングランドは、土地所有欲の時代に突入したのだ。「チャンピオンカントリー」の豊饒な黒色土のうち農地として利用できる土地は、寸土を惜しんで開墾されていった。何百万エーカーもの森林が姿を消してしまい、次々と農村が形成されていった。こうして人々は、畜牛や羊を放牧させる空間を切り拓いていったのだが、生産性の低い丘陵地や白亜質の土壌さえ、その例外ではなかった。今日、この地方の航空写真を撮ってみると、私たちは、周辺部に切り拓かれたこれらのいくつもの村々が黒死病に起因する農村の人口の減少のせいで見捨てられることによって作りだされた多層構造を目にすることができる。

農地の価格が瞬く間に急騰し、土地所有権に関する訴訟や土地購入の登記が裁判所に殺到した。そんなわけで、新たに形成された職能集団である弁護士たちは、複雑な土地訴訟を手掛ける知識と技術を習得していったのである。

領主たちは、王国の政府に圧力をかけることによって、土地の売買を明確に法制化し、それ以前に規定されていた幾重にも錯綜した法令に由来する、農村部から資本を排除していた時代遅れの規制を取り払う議会制定法を求めた。アメリカのロースクール（大学院レヴェルの法律家養成機関）において一学年でまず最初に履修する所有権法に関する講座は、土地市場への資本の自由な参入を明確に制定した一二九〇年代の「再下封禁止法」から始まるのだが、これは、その結果として定められた議会制定法にほかならない。

地価の上昇と期を一にして、地主たちは、その相続者たちによる一家の私有地の売却を防ぐため様々な制限を設けた入念な文書を弁護士に作成させていた。貴族階級や紳士階級の地主たちは、父祖伝来の地をいつまでも手放したくないと考えていたからである。こうした複雑な法的な手段は、「限嗣相続」（不動産の相続を直系卑属に限定すること）と呼ばれていたのだが、これは、一九世紀の初め頃ジェーン・オースティンが著した小説の筋立てにおいてもいぜんとしてきわめて重要な部分を占めていた。一六七〇年代には土地の限嗣相続を一代につき一度に限定する進歩的な法令が施行された。だが、一三世紀の限嗣相続制度の残滓が議会制定法によって完全に廃止されたのは、一九世紀に入ってからかなりの歳月を経過した一八三三年のことだった。

土地市場への資本の自由参入を認める法律の制定にともなって地価が高騰するにつれて、一〇〇〇年頃から農民に課せられていた農奴という法的な身分は、しだいに時代遅れで無意味になってしまい、現実には機能しなくなっていた。

農奴制は、農民を世代を越えて土地に縛りつける状態を法的に確保することによって（親が農奴であれば、その子もまた農奴である）、農業労働力を安定させる目的をもっていた。農奴制は、一六世紀のウクライナや一一世紀のイングランドのように、土地は安くていくらでも手に入る、だが、農業労働力が不足している場所において形成されている。

イングランドの農奴は、奴隷、つまり、ローマ帝国や合衆国の南部のような動産の一部であるヒトではなかった。農奴は様々な法的権利をもっており、農奴制は、農奴を抱えている地主に重い金銭的な負担を強いる類いのものだった。農奴は、地主の私有地の耕作に三分の二ばかりの労働力を投入すれば、地主から与えられた耕作可能な土地の農作業に残りの時間を注《つ》ぎ込むことができた。農奴によって構成されていた村人は、少しばかりの家畜を放牧させる権利をもっていたばかりか、隣接している森でイノシシやウサギを狩ったり（シカ猟は支配者階級の特権であって、農奴には許されていなかった）、近くの川で魚をとってカトリックでは肉食を禁じられている金曜日や受難節の四〇日の食膳にのせる権利ももっていた。農奴たちは、自宅の傍らで野菜を栽培することもできたし、地主は、それぞれの村に水車場や風車場を建設し、食生活において穀類への依存度の高い農民たちが穀類を脱穀できるよう計らわなければならなかった。また、地主は、それぞれの村の農民たちのために小さな教会を建てて多少とも教養のある司祭を住まわせ、教会の務めを果たすことができるよう取り計らわなければならなかった。

農奴制を小作人階級を酷使しながら極貧の状態に縛りつける制度と同一視してはならない。一四世紀のイングランドには、スターリン体制以前のロシアの富農《クラーク》のような富裕な農奴が数多くいたからである。

一三世紀のイングランドには、法的な自由を求めた野心的な農奴もいた。こうした人たちは、生まれ故郷の土地に縛りつけられていたわけではない。彼らは、あるいは、その子供たちは、父祖の地を離れて別の場所で生計を立てることもあった。自由を求めていたこうした人たちは、近隣の農民から土地を買うことによって私有地を広げることもできた。こうした成功者たちは、一五世紀頃には自由民《ヨーマン》と呼ばれるようになり、そのなかでもとりわけ野心的だった人たちは、婚姻や金銭的な力によって紳士階級の下位の階層、つまり、れっきとした地主階級にまで成り上がることができた。

一一八〇年の農奴解放以降、人口の爆発的な急増とともに、地主たちは、流動的な労働力の供給によってかつての労働力不足が解消されたことをしだいに認識するようになった。今や、農民を一月、あるいは、一年単位の契約労働者として雇用することができるようになったのだ。農村の人口が増加するにつれて、一一八〇年以降の一世紀における労働市場は、着実に地主に有利な方向に傾いていった。労働者たちを現金と引き換えに雇うことができるようになった地主たちは、農奴制によって強いられていた手枷足枷を一思いに投げ捨てることができたからである。農夫たちが歳をとって重労働に耐えられなくなると、地主は、そうした人たちとの契約を更新しようとはしなくなった。そのせいで路頭に迷ってしまった人たちは、都市と森のいずれかを選ばざるをえなかったのだが、都市は、農村からの移住に制限を加えていた。そんなわけで、気力と体力がさほど衰えていなかった農民たちは森を選んで、たとえば、ロビン・フッドのような親分に率いられた野盗の群れに転がり込んだのである。

一三世紀のイングランドの人々は、自由と資本がどのような相関関係をもっているかを身をもって学んでいったのだが、これは、ケンブリッジの人類学者たちが、「英国の個人主義の起原」と呼ぶことによって、おそらくは過度に高く評価してきたものの実体にほかならなかった。

裁判官たちは、二年に一度、それぞれの州を訪れて「巡回裁判」をおこないながら（これは、カナダの西部の奥地では今なお実施されている）、農奴制を廃止して土地に縛りつけられていた農民に自由という法的な権利を与えるプロセスを押し進めていた。

こうした風潮は、王国がとっていた政策の一つの成果でもあった。プランタジネット王家の支配者たちは、一貫して税制の基礎の改善を追求していた。農奴たちは、租税を直接王国に納めていたわけではなかった。したがって、農民から租税を徴集しようとすれば、まず、そうした人々に自由民という法的な地位を与えなければならなかった。

荘園領主は、それぞれの農奴から租税を徴集し、その額に自らに課せられた租税を加算して王国に納めていたのだが、すべての領主たちが農奴から徴集した租税をそのまま王国の徴税官に引き渡したわけではなかった。彼らは、少なくともその一部を着服することができたからである。したがって、国庫収入の増大を目論んでいた王国は、農民の自由を拡大することによって農民を王国の徴税制度に直接組み込もうとしたのである。

一一八〇年以降、裁判官たちは、裁判所に出頭し、資産に関する訴訟の当事者になることができるのは自由民だけであると規定している法律には都合のよい抜け穴があることに気がついた。裁判官たちは、それぞれの州を巡って巡回裁判をおこなっているとき、裁判所に出頭する意志をもっている

（つまり、王国に租税を納める意志のある）すべての人たちに、その身分が自由民であるか農奴であるかを確認することなく、裁判所への出頭を認めた。

つまり、裁判官たちは、裁判所に原告、あるいは、被告として出頭したすべての農民に自動的に自由民としての権利を与えたのだ。一一八〇年以降の一世紀において、裁判官たちは、イングランドのいたるところでこうした法的措置をとっていった。それは、プランタジネット王家の財源を潤した。というのも、裁判所の判決において勝訴した者も、その裁判の経費を払わなければならなかったし、敗訴した者は、たとえそれが民事訴訟（非刑事訴訟）だったとしても、小額の科料を王国の国庫に納めなければならなかったからである。

一二八〇年頃までには、イングランド南部の中央部に広がっていた肥沃地に住んでいた農民たちのうち少なくとも半分が法的な自由を手に入れていたのだが、それは、領主たちが農奴解放政策に従った結果であるとともに、王国の裁判官たちの専断的な行動によってもたらされたものでもあった。

それ以降の一世紀のあいだに農民たちのうちいぜんとして農奴の身分に甘んじていた人たちの比率は、年を追うごとに低くなっていった。農奴制と土地市場の併存は、いかにも不似合いな取り合わせだった。というのも、前者は、身分社会の産物で、後者は、貨幣経済の産物だったからである。一二九〇年代に議会立法によって土地の売買が正式に自由化されたことによって、すでに時代の要請に応えることができなくなっていた農奴制は、瞬く間に姿を消し、社会は、まったく異なった方向に発達していった。

その後の時代において、農民たちの身分は、農村社会が近代的な意味合いにおける不動産市場へと移行していくなかで、いくつかの相いれない司法のメカニズムの軋轢のせいでごたまぜの状況を呈していた。その数はさほど多かったわけではないにしても、裕福な農奴がいた一方では、自由な身分を得ることによって逆に貧乏になった数多くの農民がいた。だが、自由農民のなかには、土地市場ブームに身を投じて、さほど進取の気性をもっていなかった隣人や困窮した地主の土地を買い入れることによってヨーマンの身分を手に入れ、一五〇〇年頃までには、ついには紳士階級の下層にまで成り上がった大地主もいたのである。

気候の周期も、また、社会的、経済的な変化を助長していた。一二八〇年頃になると、温暖化の傾向が弱まってきた。こうした気候の新たな周期がイングランドの農村に深刻な影響を与えていったのだが、その影響はけっして一様ではなかった。夏がしだいに涼しく、短くなり、秋が長くなったため、穀物の収穫量が著しく低下した。冬がしだいに長くなり、生活条件がさらに厳しくなった。冷涼な気候の周期は、一五世紀まで続いたのだが、その後の一世紀に気候は温暖に転じ、一七世紀に入ると、イングランドは「小氷河期」と呼ばれている時代に突入した。この頃、人々は、凍りついたテームズ川でスケートを楽しむことができたのだが、これは今日では想像してみることすら困難なほどである。

一三一六年と一三一七年の夏には農村を大きな災厄がおそった。日照量が極端に少なかったのだ。農作物の収穫量はいたるところで極端に落ち込み、飢えと餓死が日常化した。こうした二年続きの凶作をもたらしたのは、きわめて稀な気象上の条件だった。インドネシアの火山の一連の大噴火が大陸を被うほどの途方もない量の火山灰を大気中に撒き散らしてしまい、人々の生存を脅かすこの雲が一三一六年頃、イングランドを襲ったのだ。太陽がふたたび光をとり戻し、災厄がようやく鎮まったかと思う間もなく、雨量が多すぎて穀類の収穫が落ちこむといった悪条件が農村を襲ったせいで穀類の価格が高騰した。農民たちは、またもや飢えに苦しまなければならなかった。

貴族階級の人々の心も、しだいにすさんで粗暴になっていった。一三二七年、エドワード二世の妃イザベラ・オヴ・フランスとその愛人が国王に不満を抱いていた貴族たちを巻きこんでたくらんだ政変によって、エドワード二世は王座を追われ、若い息子のエドワード三世がイングランド国王に即位した。

王位を追われたエドワード二世は、灼熱の火かき棒を肛門に突き立てられて殺されてしまった。こうした蛮行は、一つには、国王の同性愛と若いフランス人男性の愛人に対する偏愛に教会と識者たちが抱いていた敵愾心を反映していたのだが、さらには、地球規模の寒冷化という新たな時代が多くの人々に強いていた、明確な対象を欠いた不安、怒り、ペシミズムを反映してもいた。

一四世紀初頭の大飢饉と地球規模の寒冷化、また、その必然的な結果である民衆の劣悪な食料事情は、公衆衛生に深刻な影響を与えていたと言うことができるかもしれない。栄養不良に陥っていた人たちは、黒死病の格好の餌食だったと考えることができるからである。感染症の大流行の引き金を引いたのは、イングランドを含めた北ヨーロッパの生活水準の低下だったのだろうか？　生物医学史の研究者たちは、推測以外の手段によってその答えを出すことはできないと考えている。

一三四六年頃、イングランドの耕作可能な最良の土地の三分の一は、教会が、具体的には、主教や大修道院長、カノンと呼ばれていた大聖堂の聖堂参事会のような聖職者組織、修道院が所有していた。主教や大修道院長は、多くの場合、こうした共同所有地をそのほかの不動産とともに自ら管理していたのだが、面倒な訴訟騒ぎに巻き込まれて頭を悩ますことがないわけではなかった。

こうした土地のほとんどは、イングランドでは土地の値段がまだ低かった一〇〇〇年から一二〇〇年にかけて貴族や紳士階級が教会の聖職者や組織に寄進したものだった。チャーターと呼ばれていた、細かな規定をもった正式な土地譲渡証書によって定められていたこうした土地の寄進は、億万長者が大学に研究所や寄宿舎を寄贈する今日の慈善行為とは少しばかり趣を異にしていた。教会への寄進は、死後の生に絶大な威力を発揮する神への精神的な奉仕だと理解されていたからである。

主教、大修道院長、大聖堂の司祭、修道士たちは、土地の寄進者や寄進者がその名を指定した家族の魂のために、彼らがこの世の生を終えるまで日々、神に祈りを捧げ、その魂が、地上で犯した罪の償いによって洗い清められて天国に昇るまでの移行的な段階である煉獄にとどまらなければならない期間を短くできると約束していた。（楽天的だった中世の人々は、たとえその罪がどれほど多く、また、極悪非道なものだったとしても、異端者、魔女、ユダヤ人でないかぎり、地獄に堕ちるとはほとんど誰一人として考えていなかった。）

譲渡証書によって教会の聖職者や組織に寄進されたこうした土地のなかには、すでに開墾されて数多くの農民が住んでおり、その相続者が身もだえしなければ諦めがつかないような肥沃地もあった。年老いた地主が死の床に就いているとき、その妻や愛人が訪れてくることを迷惑がる聖職者はただの一人としていなかった。相続者にとって重要な意味をもっていたのは、聖職者とのごく内々の相談だった。というのも、それは、相続を目の前に控えた世襲財産の一部の、死の床での譲渡だったからである。裁判所は、内規によって世襲財産の教会への譲渡がその一〇パーセントを越えることを禁じていた。だが、この比率は、聖職者たちをかぎりなく豊かにさせる類いのものにほかならなかったのである。

一三世紀において人口が急増して不動産の価格が急騰した結果、教会に寄進されたこれらの土地と譲渡証書の価値は、途方もないほど増大したのだが、宮廷はその証書の正統性を認めており、聖職者たちは、その権利の侵害をいかなることがあろうともけっして許そうとはしなかった。不動産の開発とインフレーションは、中世においては聖母マリアの奇跡と同じように広く知られていた現象だった。一〇〇〇年の時点においては辺境に位置していて人口密度も低かった土地や、誰一人として住んでいなかった低木林や森林は、一二八〇年頃までには人口密度の高い肥沃な耕地や、畜牛や羊が放牧されている緑豊かな大牧場へと姿を変えていた。

一般的には貴族の名門の出身だった主教たちは、途方もないほど長い歴史をもった実務家であり、収入を確保する経験に長けており、それをさらに増やす術についても熟達していた。また、そうでなかったとしたら、主教が管理していたゴシック様式の巨大な大聖堂の建設、維持などまったく不可能だったに違いない。初期の時代においては、その多くが歴史の闇に包まれて明らかにされているわけではないにしても、大修道院長は、精神的な指導者としての裏づけによって、あるいは、高名な聖職者であるとともに学者であるといった理由によって選ばれていた。

だが、一二世紀も末葉のイングランドにおいては、こうした聖職者が大修道院長に選ばれることはきわめて稀だった。典型的な大修道院長は、（家族の意志にもとづいて信仰生活に一身を捧げる「修道会献身者」として）六歳から二〇歳のあいだに修道院に入った人たちだった。こうした人たちは、今日の世界に置き換えてみれば、年商何十億ドルもの企業に入社し、様々な管理部門を歴任した後に代表取締役に就任した管理職のエリートのようなものであり、広大な地所を所有していた巨大な修道院の組織は、今日の大企業のそれとさほど違っていたわけではなかった。

大修道院長が他界すると、聖職者たちは、礼拝堂に集って神の教えが遍《あまね》く衆生に及ぼされることを祈り、資産管理、会計、大修道院が絶え間なく巻き込まれている土地訴訟の処理に有能であることをすでに証明している経験豊かな管理者を新たな大修道院長に選出した。国王が聖職者集団によって選ばれた大修道院長の承認を拒否することはきわめて稀だった。というのも、聖職者たちが推薦するのは、保守的な気質と現実的な判断力に恵まれた世慣れた人物であって、国王にとっても、取り引きが容易なこうした人物の方が好ましかったからである。こうした手順を踏んで前任者の職責を新たに引き継いだ大修道院長は、一生を通して管理業務に明け暮れていた。

紀元後五五〇年位まで時代を遡れば、大修道院長は、修道院生活の精神的、肉体的な側面、具体的には、修道士たちの肉体と精神のいずれについても全面的な権力をもっていた。だが、中世の大修道院長は、ごく稀に、また、祝祭や儀式の折を除いては、もはや午前一一時と午後五時の一日二回の食事すらそのほかの修道士たちとともに摂ることはなかった。大修道院長は、修道士の独房や作業場から離れた一室に住み、王子、領主、紳士といった貴紳を専用の食堂でもてなし、宴が果てればこうした賓客を設備の整った寝室で休ませるといった日々を送っていた。

大修道院長は、一般的には、修道士のなかから選ばれた数名の秘書官と数多くの管理部門の幹部を宰領していた。聖地に巡礼に出かけることはほとんどなかったのだが、護衛を引き連れて鞍にまたがり、大修道院の広大な荘園を視察するため長旅に出かけることは毎度のことだった。大修道院長は、法律の専門家を雇っており、事あるごとにその意見を求め、州の裁判所ばかりかロンドンの中央裁判所にも頻繁に出頭し、大修道院の資産にかかわりのある訴訟において証言台に立たなければならなかった。それればかりか、大修道院の所得申告書の重箱の隅をつついてくる、王国の国庫を管理していた財務官と言い争わなければならなかったのだが、それは、すでに年中行事と化していたのである。

大修道院長は、いついかなる時といえども、平信徒からの寄進（それは、土地が安かった古き良き時代ほど容易に手に入れることはできなかったし、それればかりか、相続人がお目付け役として弁護士を雇う知識を手に入れた世知辛い今となってはなおさらのことだった）や購入によって修道院の所有地を拡大しようと機会を伺っていた。

私たちは、一四世紀の大修道院長を今日の合衆国の第一流の大学の総長を連想させるような人物として理解しなければならない。総長は、通常の場合、アカデミックな経歴をもっているのだが、総長として選ばれた理由は、その学問的な業績にあるわけではない。総長は、一つの組織の最高経営責任者、つまり、資本主義社会における管理職のトップの座を占める第一級の実務家になったのだ。そうした事情は、中世末期の大修道院長についても変わらなかった。その種の実務家は、大修道院の富と社会的な地位を脅かす社会的な環境の変化、具体的には、国王の野心や愚行、気候の劇的な変化、流行病が農民の労働力に与える影響力について、いついかなる時においても、細かな考慮を払わなければならなかった。こうした世の中の移り変わりこそ、大修道院長の職務の中核に位置していたからである。

大修道院長は、自分が代表している組織に対して絶対的な支配権をもつと同時に、聖職者たちの安寧を保つ義務を負っていた。その義務を果たそうとすれば、修道院の繁栄と安全、とりわけ、栄養に配慮した食料の確保につとめなければならなかった。ロンドンのウエストミンスター寺院の一五世紀中葉の厨房の記録が発見され、それを分析したバーバラ・ハーヴィーは、『中世における生と死』を一九九三年に上梓したのだが、これは、高潔な中世史学者に多大な戸惑いを引き起こしたセンセーショナルな一書だった。

ハーヴィーの分析は、四〇人の聖職者たちが一日に九〇〇グラムの赤肉ばかりか、鳥肉と魚肉をふんだんに口にし、クラレット（ボルドー産の赤ワイン）や新鮮なエールの飲酒量には制限が設けられていなかったばかりか、食後には砂糖をたっぷり使った各種のデザートを楽しんでいたことを明らかにしている。その当時イングランドにあった千ばかりの大修道院のすべてにおいてこうした生活様式を許すだけの余裕があったわけではないにしても、おそらく、その半分の大修道院ではそうした暮らしぶりが可能であり、事実、聖職者たちはもっぱらそうした日々を送っていたものと思われる。

一四世紀の紳士階級の家政の記録は、上位中流の地主階級の一人当たりの食料の消費量が修道院とほぼ同等であったことを明らかにしている。たとえそうだとしても、聖職者というものは、禁欲生活を送っていたはずではなかったのか？　確かにそのように考えていた人たちもいたし、とりわけ、ジェフリー・チョーサーのようなわけ知り顔をした詩人はそうだった。だが、事実はといえば、人々が修道士（あるいは、修道女）になった動機は、世間との交渉を断った集団のなかで規則的で統制のとれた生活を送ることができるというものであって、上流階級特有の濃厚な食事を断つためではなかった。

大修道院長は、そのほかの職務をどのように処理しようとも、こうしたカロリーの高い食料を確保するあらゆる手段を講じなければならなかった。それは、大修道院の実務管理者たちに課せられていた努力目標だったからである。

だが、脂肪太りした聖職者たちのためにさらに濃厚な食事を確保するといったことは、一三四〇年代に大流行した黒死病による未曾有な死亡率が引き起こした問題に比べれば、いずれかといえば、些細な事柄だった。修道士たちのうち、おそらく、四分の一がごく短期間のうちに死んでしまったので、修道士の人員に生じた先例がない多数の欠員を適切な配慮によって埋めなければならなかったからである。また、もっと重要な意味をもっていたのは、大修道院が所有していた広大な地所の村々から四〇パーセントもの労働力が地上から姿を消してしまったという事態だった。

疫病の犠牲者たちが、多くの場合、共同墓所に薪の束のように（同時代のイタリア人作家は、それを、ラザーニャ（薄い板状のパスタ）のようにと表現している）五層に積み重ねられて葬られてしまったので、大修道院長は、借地が空っぽになってしまったこと、また、農村の賃金労働力が過剰から欠乏へと急転してしまった事態に起因する様々な難題を解決しなければならなかった。

経済史家による綿密な研究は、実務の管理を任されていた聖職者たちが、少なくとも当初は、全体としてみれば、予想を上まわる実績を残していることを明らかにしている。人口の激減が引き起こしたきわめて深刻な影響力は、多くの場所において、一三七〇年代までの一世代の間は先送りすることができた。一三五〇年の時点においては、空っぽになった借地を引き継ごうとしていた、土地をもっていない農民が数多くいたからである。だが、すでに経営が破綻して巨額の負債を抱えていた大修道院にとって、黒死病は、修道院の収支決算にさらに負担を強いる経営の危機にほかならず、その管理に責任を負っていた大修道院長にとっては深刻な悩みの種だった。こうした実務家は、日々、耐えざるストレスに晒されていたのである。

イングランドの中央部に広がっている肥沃な農場地帯に位置しているウスターシアのヘールズオーエン大修道院の所有地では、きわめて裕福だった大修道院長と修道院に地代を払って働いていた何千人もの農民たちに流行病が与えた衝撃とその対応策が、ツヴィ・ラジの研究によって事細かに明らかにされている。これは、今日の合衆国の経営学大学院《ビジネススクール》で好んで取り上げられている事業のケーススタディーを連想させると言っても過言ではない。

組織の財政能力と経営方法に脅威を与える未曾有の自然災害に直面したとき、経営に責任を負っていた有能な実務家は、それにどのようにして対処したのだろうか？　また、これは、経営学大学院にはさほど興味がないかもしれないが、修道院の借地で働いていた農民たちの暮らしぶりはどのような影響を受けたのだろうか？　ヘールズオーエンは、この問題に対して中世が出した答えを私たちに教えてくれる。

何千人もの農民とその家族が何らかの形で生計を立てていたヘールズオーエン大修道院の広大な荘園は、今日では近代的な大都市に変貌しているバーミンガムの郊外に位置していた。この工業都市は、一四世紀には小さな村にすぎなかった。ヘールズオーエン大修道院にとって大きな都市は、ウスターの大聖堂を中心とした地域であり、その聖職者たちの判断と見解は、ヘールズオーエン大修道院の院長にとって必ずしも絶対的な権威をもってはいなかったとはいえ、重要な意味をもっていた。（教会の規範は、こうした複雑さを備えていた。)

一三四九年に疫病が突発したときヘールズオーエン大修道院の院長は、その地の旧家の出身だったトマス・オヴ・バーミンガムであり、現在の近代都市バーミンガムは、その名に由来している。一三三一年に院長に就任したトマス・オヴ・バーミンガムは、疫病で命を落とすこともなく、一三六九年に老衰でこの世を去るまで長期にわたって修道院長の職務をまっとうした。一四世紀の人々の寿命が短かったことを考えてみれば、たとえ世俗の暴力沙汰とは無縁で食料事情にも恵まれていた聖職者たちが平信徒の平均寿命だった四〇歳より長生きすることが多かったとはいえ、修道院長としてのトマスの長期の在任は異例のことだった。それを理解するには、現代社会において中規模の企業の最高責任者が三八年にわたってその地位を占めたといった状況を思い浮かべていただきたい。時代の違いを差し引いたとしても、これは異例である。トマス・オヴ・バーミンガムの後継者ウィリアム・ブロムズグローヴは、年老いたトマスの没後ほどなくして黒死病がふたたび流行していた最中《さなか》の一三六九年にこの疫病に感染してこの世を去ってしまった。一年に二回も修道院長を選出しなければならなかった聖職者たちにとって、状況はきわめて慌ただしいものだった。

これらの修道院長たちは、いずれも政治や修道院の外部の地域社会においては大きな役割を果たしてはいなかった。修道院の内部における宗教的な生活、とりわけ、経済的な責務に専念していたからである。バーミンガム家の人たちは、政治に踏み込もうとはしなかったのだが、修道院長トマスの父親ウィリアムは、一三二〇年代終わり頃、身の危険を冒してまで国政にかかわっていた、上位紳士階級出身のジョン・オヴ・サットンの仲間の一人であり、ジョン・オヴ・サットンが宮廷政治の紛争に巻き込まれたとき、ウィリアム・オヴ・バーミンガムは、サットンの私有地を匪賊や敵から守る役割を引き受けていた。

疫病によってヘールズオーエン大修道院の土地に住んでいた農民の人口が激減する以前から修道院長トマスは、修道院の収入を脅かす難題に直面していた。その一方、トマスは、地方の紳士階級からかなりの広さをもった三つの土地の寄進を受けるという幸運にも恵まれていた。こうした三つの土地のうちもっとも広い土地を寄進したのは女性の相続人であって、それには彼女の魂のために神に祈りを捧げるとき修道院の礼拝堂にローソクを灯すというごく一般的な条件がついていた。修道院は、また、寄進者を記念して、毎年、二〇シリング（ほぼ一〇〇ドル）を貧しい人たちに分け与えなければならなかった。

修道院長トマスは、王国政府とウスターの主教との交渉を首尾よく纏めあげ、寄進された土地をヘールズオーエン大修道院の荘園に組み込む許可を得ることができた。

ところで、主教への嘆願書の中で修道院長トマスは、修道院の収入に大きな打撃を与えている出来事を引き合いに出している。大火災によってヘールズオーエンの町の多くの家屋や商店が焼失してしまったのだ。これは、ヘールズオーエン大修道院にとってきわめて深刻な打撃だった。修道院は、その収入の大きな部分を、自治村の商人たちから租税を徴集したり、村の広場で一週間に一度開かれていた定期市、一年に二度、四日間ばかり開かれていた定期市などの商業活動に依存していたからである。一年に二度の市のそれぞれは、この修道院に祀られていた聖バーバラと聖ケレムを記念して開かれていたものだった。

ケレムは、八世紀に実在した歴史上の人物であって、貪欲な姉とその愛人によって八歳のとき殺害されたアングロサクソンの王子である。聖バーバラは、中世に起原を有するまったく神秘的な聖者なのだが、民衆は、聖バーバラが紀元後三〇三年にローマ帝国の皇帝によって殉教を強いられた聖人であって、落雷や砲弾による突然死から人々を守ってくれると信じていた。

修道院長トマスは、聖バーバラが民衆を引きつける力を失ってしまい、巡礼者による寄進と聖バーバラを記念して開かれている定期市の取り引きが減少してしまったとウスターの主教に訴えている。トマスが述べている、民衆のあいだに醸成された聖バーバラに対する「冷淡さ」は、おそらく、悪天候と疫病の勃発に起因する一三二〇年代の大飢饉のとき、聖バーバラが人々を助けることができなかったせいだったと思われる。また、聖バーバラは、黒死病に苦しめられていた人々に救いの手をさしのべることができなかった。

トマスは、また、修道院を訪れる人たちをもてなす出費が嵩んでいると主教に訴えている。徒歩や騎馬の旅人たちをもてなす経費は、修道院にとって重い負担だった。(修道院は、中世の旅人にとって主要な宿泊施設でもあった。)トマスのこの訴えはさほど現実感をともなっていない言葉の綾だと思われるのだが、修道院が収入の減小に苦しめられていたことは事実だったに違いない。

ヘールズオーエン大修道院は、聖バーバラと聖ケレムの貴重な遺骨(と言い伝えられていたもの)を、金を被せた銀製の聖骨箱に収めて秘蔵していた。聖者の遺骨は、修道院に巡礼者を引きつける目的をもっていただけではなく、共同体に危機が迫ったときには、公衆の面前に公開されることもあった。また、危機ということになれば、一三四九年に勃発した黒死病の大流行ほど人々を危地に陥れたものはありえなかった。それは、修道院の荘園に住んでいた農民のうち四〇パーセントもの人々を死に追い遣ることによって修道院の収入に壊滅的な損害を与え、聖職者たちが長年にわたって慣れ親しんでいた日々の御馳走を奪ってしまったからである。聖者の遺骨を運びながら通りや街道を練り歩く行列は、危機に襲われたとき共同体がまっ先にとる対応策の一つであり、これは、地中海沿岸の諸国の一部やラテン・アメリカでは今なおおこなわれている。

生物医学的な災厄が広まり、修道院の荘園のいくつもの村々から数多くの農民が次々に命を奪われているという報告を受けるたびごとに、修道院長トマスは、夕闇に包まれた薄暗い礼拝堂の椅子に腰を下ろし、聖バーバラと聖ケレムがヘールズオーエンのために神にとりなしてくれないのはいったい何故なのだろうかと深い物思いに沈んでいた。トマスは、聖バーバラが架空の人物だということを知らなかったのだが、たとえ誰かがそれを教えたとしても、そんなことをけっして信じようとはしなかったことだろう。

とりなしが神に聞き届けられないからには、トマスは、疫病が修道院の収入に与える被害を処理する実務的な技能を駆使しなければならなかった。

何千人もの農夫とその家族が働いていた広大な農地は、いったいどのようにして黒死病と呼ばれていた疫病の猖獗に対処したのだろうか？　一三四九年以降見捨てられてしまった借地は、その土地の生産性を反映していた。たとえ土地が一等地からはずれた所に位置していたとしても、人口の急増期や一三世紀末の不動産ブームの時代であれば、見捨てられることはなかったに違いない。だが、村の人口の四〇パーセントが疫病によって地上から姿を消してしまった今となっては、生産性の低いこうした周辺の土地を自ら進んで引き継ごうとする農民はいなかった。

こうした土地は、誰一人として気にとめる人もなく、中世イングランドの「失われた村落」となって、記録文書から抹殺されてしまった。航空写真によってそうした村落が再発見されたとき、時代はすでに二〇世紀に入っていたのである。

修道院長トマスは、そのほかの地主よりも幸運に恵まれていた。ヘールズオーエンの荘園のほとんどが高い生産性をもっていたからだ。その結果として、農民たちは、その時点においては、耕作者がいなくなってしまった借地を引き継ぎたいと望んでいる余剰な労働力を保持しており、そうした労働力によって修道院は収入を継続的に確保することができた。ツヴィ・ラジは、借り手がいなくなってしまった修道院の荘園の大部分（八二パーセント）が、すぐさま余剰労働力によって埋め合わされたり、疫病を免れることができた農夫に新たに割り当てられたと結論づけている。

農民がヘールズオーエンを見捨ててほかの土地に移っていったことを示す記録は、まったく発見されていない。事情はむしろ逆であって、文献は、ヘールズオーエンの土地に生じた空白の埋め合わせが何らかの理由によって困難だったとしても、ほかの土地から移住してきた農民たちがそうした借地の耕作を引き継ぎ、地代総額がむしろ増大したことを明らかにしている。修道院長トマスは、農民たちがほぼ半世紀にわたって引き起こしていた訴訟と心理的な動揺に対してその前任者が修道院の最高責任者として一三二七年に農民たちに示した、重要な意味をもった譲歩から利益を受けることができたことも指摘しておかなければならない。

修道院は、所有地の一部を直轄地として経営していたのだが、その耕作を強制されていた農民たちは、こうした無償奉仕を有償に切り替えることによって農奴制の最後の残滓を取り除きたいと望んでいた。少しばかりの騒擾を避けることはできなかったし、また、そうした運動を指導した農民たちのうち一人として処罰されなかったわけではなかったにしろ、農民たちは、トマスの前任者が提示した譲歩を受け入れた。一三四九年に危機的な状況を迎えたとき、修道院長トマスは、こうした法的、経済的な変化から利益を得ることができた。というのも、そのおかげで借り手がいなくなってしまったヘールズオーエンの農地は、それ固有の高い生産性と相俟って、農奴制に関する面倒な問題の残滓がいぜんとして払拭されていなかったそのほかの広大な荘園よりはるかに魅力的だったからである。

ヘールズオーエンの農地のうち一八パーセントは、借り手がいない状態が続いていたのだが、これは、修道院長にとってさほど厄介な問題ではなかった。ヘールズオーエン大修道院は、そのほかのほとんどの修道院と同じように、土地のすべてを農民に貸し出していたわけではなかった。というのも、修道院は、その一部を、修道士たちが耕作する直轄地として確保し、食料を大量に消費する生活習慣をもっていた修道士たちの胃袋を満たさなければならなかったからである。直轄地で生産された余剰農産物は、地方の市場や定期市で売られたのだが、一三六九年にはこうした余剰農産物は、修道院に八五ポンド（現在の金額に換算して二〇万ドル）ばかりの収入をもたらした。そうした収入のほとんどは、農場に付属していた建物の修理費や納屋や収穫物の貯蔵施設の維持費として使用されていたのだが、これらの施設は、今では、ロンドンで発行されている日曜紙の不動産欄において色彩豊かに宣伝されているカントリーハウスに姿を変えている。

需要と供給の鉄則は、ヘールズオーエン大修道院の農場経営を圧迫していたのだが、そうした事情は、そのほかの数多くの地主たちにとっても、黒死病の大流行以降の三〇年においては変わらなかった。経済史家のジョン・ハッチャーは、労働コストによる経営の圧迫が一三四九年の大災厄の直後ではなく、一世代後の一三七〇年代に始まったことを明らかにしている。その頃になると、地代を払って農場を引き継ぎたいと望んでいた余剰労働力がまったく姿を消していたからである。

人口は、疫病が与えた衝撃から容易に回復せず、一三世紀末に見られた上昇曲線をとり戻すことはできなかった。一三二〇年代にイングランドを襲った大飢饉によって歯止めを掛けられた人口の増大は、一三四〇年代も終わろうとしていた頃勃発した感染症の蔓延のせいで、急激な下降線に転じてしまったのである。

一四世紀にイングランドを襲った悪天候と疫病という衝撃は、一寸先は闇だという意識を農民たちの心に植えつけたのだが、これは、ウォール街に端を発した大恐慌のあおりを喰らったアメリカ人が、突然、一ペニーすら使い惜しみするようになり、だが、第二次世界大戦には雄々しく出征していった急激な変貌ぶりを連想させる。

一三世紀の人口の増加期とは様変わりした行動様式としては、一般庶民ばかりでなく、おそらく、中流の紳士階級の間ですら、結婚が遅くなった、あるいは、まったく結婚しない人たちが増えたという変化を指摘することができる。ある歴史社会学者は、一五世紀中葉のイングランドでは、総人口の四分の一が結婚しなかったと推測している。いずれにせよ、男女とも晩婚の傾向が高まり、配偶者を失ったとしても再婚までの期間が長くなったのだが、これは、人口がかつての水準を回復することができなかった主たる社会的な要因だった。

現代のエコノミストは、五パーセントの失業率が社会にとって一つの目安であって、それを越えると就業の機会の不足、労働者の不満、賃金の暴落が起こると考えている。人口がピークに達していた一四世紀の初頭より四〇パーセントも落ちこんだ一三七〇年代には、市場における食料への需要が減少したことから穀類の価格が下落し、そこからもう一つの経済危機が生まれた。

一三七〇年代も終わろうとしている頃、大修道院長トマスの後継者は、財政の逼迫に直面していた。実質的な完全雇用という状況のもとで穀類の価格が下落すると同時に、賃金と利益を押し上げようとする農民たちの力が働いていたからである。農奴制の残滓だった荘園領主の直轄地の無償労働から一三二七年にすでに解放されていたヘールズオーエンの農民たちは、今では干し草作りや収穫を共同でおこなう慣習的な作業だった「お礼奉公」に抵抗するようになっていた。これは、現在の言葉で言い換えれば、「地域奉仕活動」であって、農奴制とはまったくかかわりがなく、かつては農奴ばかりか自由民も従事していた作業だった。一八六〇年代の田園生活を題材としたトマス・ハーディーの小説『遥か群衆を離れて』には、共同体を構成している農民たちが総出で穀物を刈り取っている光景が実に魅力的に描かれているのだが、この作品は映画化されたので、あるいは、ご記憶の方もおられるのではあるまいか?

一三七〇年代も終わろうとしていた頃のイングランドは、革命的な状況を迎えていた。食料の価格の下落ばかりか、賃金の切り上げと地代の切り下げ、さらには、すべての共同的な労働の廃止を求める農民の要求に直面していた地主たちは、議会に働きかけることによって労働者階級による様々な要求という時代の潮流に対抗する立法を求めていたのだが、その一方、農民たちは、自分たちにとって有利な労働市場を梃子に自らの立場の改善を目論んでいた。オックスフォードを卒業したばかりの急進的な聖職者たちは、あちこちの農村を説いてまわりながら、農民たちの階級意識を先鋭化させていった。その結果として一三八一年に勃発したのが、中世最大の労働者階級の蜂起である「農民一揆」だった。この一揆は、イングランドの東部の三分の一の多くの地域を興奮の坩堝にたたき込むことによって王国の政府を瓦解の一歩手前まで追い込み、暴徒と化した農民たちは、平信徒と聖職者の違いを問わず荘園領主を殺害し、農民たちの債務を証明する記録文書を焼き払った。

ヘールズオーエンはイングランド中央部の西のはずれに位置していたので、「農民一揆」に巻き込まれることはなかったのだが、このきわめて大規模な一揆の影響とオックスフォード出身の急進的な聖職者たちの説教は、ヘールズオーエンにも波及しないわけにはいかなかった。ヘールズオーエンのある大きな村の農民たちは、一方的に完全な自由民の身分を宣言したのだ。

一三八一年にイングランド東部において勃発した一揆が終焉を迎えたとき、特命を帯びた司法最高権威者集団が法と秩序を回復するため各地に派遣された。そうした司法集団はヘールズオーエンにも到着し、民主主義の精神に目覚めた農民たちの指導者を投獄し、指導者は獄死した。

黒死病が引き金となって農村社会の一定の枠組みと結束に生じた亀裂と、その結果として一三八一年に勃発した「農民一揆」によって、労働者階級は、政府組織を掌握することによって社会主義的な体制を樹立することができたかもしれなかった。ヘールズオーエンを含めたすべての農村社会に渦巻いていた不満を糾合していた農民たちは、そうした可能性を手にしていた。イングランド東部から押し寄せた何千人もの好戦的な農民たちがロンドン郊外の牧草地に結集したとき、恐怖に駆られた王国政府の要人たちは、為す術もなくロンドン塔に立て籠っていたからである。だが、農民たちは愚直であり、農民たちを支援することによってその不満と要求をキリスト教的な社会の組織化によって救い取るというヴィジョンをもっていたオックスフォードの卒業生たちは、学問的な知識こそもっていたとはいえ、それを実地に適用する経験をまったく欠いていたので、レーニンや毛沢東のように反乱を新たな体制の樹立へと方向づけることができなかったのである。

　騎馬に跨がって王宮を出た若き国王エドワード二世は農民たちと会見し、国民には恒に変わらぬ愛情をもっていると告げるとともに、農民たちがこのまま故郷に引き上げるという条件の見返りとして、農民の要求の受諾と正義の執行を確約した。一揆に主導的な役割を果たしていたもっとも好戦的な農民たちといえども、青ざめた若き君主につき添っていたプランタジネット家の廷臣の威に打たれないわけにはいかなかった。農民たちは故郷を目指して四散し、政府権力は、階級的偏見にもとづいた普通法《コモンロー》（英国で発達した判例法で、特に非成文法的慣習法）による判決で一揆の事後処理に臨んだのだが、それは、農民たちにとって過酷なものであって、無産主義者だと判断された指導者のほとんどが縛り首の刑に処せられた。

　黒死病は社会に大きな影響を与えたのだが、その結果として生まれたのは、初期共産主義的な労働者たちが夢見たパラダイスではなく、初期資本主義的な経済によってさらに推進された階級の分極化であって、それぞれの村において富める者と貧しき者の格差がしだいに広がっていった。もっとも裕福な農民たちは、疫病が引き起こした社会的な秩序の崩壊につけ込んで財を成したのだが、貧しい農民たちは、自立の度合いをさらに失って困窮していった。階級の分極化、資本の蓄積、ヨーマン階級へと成り上がることができた流動的な社会は、黒死病の具体的な結果だったのだが、これは、ヘールズオーエンばかりでなく、一般的に広く見られた現象だったのである。

ヘールズオーエンの農民たちのなかにはこうした統計には収まり切らない一握りの人たちがいた。その一人だったウィリアム・セドリックは、その一生に三五回も陪審員をつとめたのだが、これは、彼が裕福で、荘園に対して、また、村人たちのあいだに影響力をもっていたことを示している。彼は、法律尊重主義者であって、七人の村人を相手取って債務不履行の訴えを起こしている。彼は、また、暴力に訴える性癖の持ち主でもあり、暴行の廉で八回ばかり裁判所から罰金刑を言い渡されている。一四世紀のイングランドでは、一九世紀末葉の合衆国と同じように、訴訟と暴力のいずれかが資本の蓄積と社会の上層への成り上がりの手段だったのだ。

ウィリアムの息子のトマスも、機敏に行動することによって疫病を逆手にとって財を成した一人である。彼は、裕福な農民だったトムキン家の娘と結婚した。トムキン家の三人の息子たちが疫病のせいで相次いで命を落としたとき、トマス・セドリックは、トムキン家の土地に対する権利を主張した。彼は、修道院長トマスを買収によって抱き込むことによって、トムキン家の土地の半分を賃借することができた。彼は、最終的には、あらかじめ買収しておいた修道院長の承諾を得てトムキン家の年若い息子たちの後見人になることによって、土地をさらに手に入れる新たな手段を獲得したのである。

ムロー家も、また、疫病から利益を得た裕福な農民の一家だった。この一家は、数多くの貧乏な農民たちが畜牛など一頭ももっていなかったとき、畜牛の大きな群れを所有していることで近隣に知れ渡っていた。ジョン・ムローは、疫病で他界した父親の資産を引き継いだ。また、巧みな管理と大胆な不動産取り引きの才を受け継いでもいたジョン・ムローは、相当額の遺産を相続する権利をもっていた裕福な農家の娘と結婚したのだが、新婦の結婚持参金は、〇・六平方キロの土地だった。次いで、一三五五年には新婦の妹の相続分の土地を買い取り、ヨーマン階級の地主に成り上がることができるだけの農地を手に入れた。

荘園の記録文書は、僅かばかりの土地から出発した農民たちがそれ以上の土地を手に入れることがいかに困難だったかを示している。裁判所の記録には、ごく僅かの資産しかもっていなかったので、疫病のせいで命を落としたとき、借地相続税（名目的な税で、きわめて小額だった）の支払いを免除された相続人の名前が列記されている。こうした人たちは、それほどまでに貧しかったのだ。裁判記録のなかには、絶望のあまり雇用主の物品を盗んだ廉によって村から追放されてしまった召し使いの少女たちの哀れな暮らしぶりを現在に伝えているものもある。こうした少女たちは、路傍で物を乞うほか生きる術がなかったのだが、その前途に待ち構えていたのは、死以外のなにものでもなかった。

村を追われた農家の召し使いの少女にとって最上の選択肢は、ロンドンで売春婦になることだった。だが、ほとんどの少女たちにとっては、それすら適わぬ夢だった。ぼろ服を身に纏った少女たちは、飢えや疾病のせいでロンドンにたどりつく前に命を落としてしまったからである。こうした少女たちは、大聖堂の出入り口、修道院や女子修道院の玄関で食べ物と一夜の宿を乞うた。だが、稀に施し物に与かることがないわけではなかったとはいえ、ほとんどの場合、すげなく追い払われてしまったのである。

中世末期のイングランドは福祉社会ではなかった。そうした社会に至る最初の一里塚を目にするには、エリザベス一世が定めた貧民救済法が一五八〇年代に施行されるまで待たなければならなかったのだが、この法律といえども、五体満足な貧者を収監して労役所で働かせたり、それも適わぬ貧者にはかろうじて露命を繋ぐことができるだけの扶助を与える以外の手立てをもっていなかった。さらに広範な、また、人道に適った定義における英国的な福祉国家が生まれたのは、時代もはるかに下って一九四五年から五一年にかけて労働党が政権を握ったときのことだったのだが、マーガレット・サッチャーは、一四世紀末や一五世紀のイングランドの方に愛着を抱いていたのかもしれない。

農民たちが集団としてどのように振る舞ったかは、法律や経済に関する記録によって知ることができる。だが、それによって農民たちの考えや感受性を知ることができるかということになると、それは、また別の話である。農民が書き残した文書は現代に伝えられていないからだ。一三五〇年という時点における農民たちの識字率は、少なく見積もったとしても、おそらく、五パーセントには達していたものと思われる。農民たちは、疫病の大流行に個人的にどのように対処したかを書きとめたものと思われるのだが、そうした文書は、現在のところ発見されていない。一四世紀に労働者階級が引き起こした最大の事件、つまり、一三八一年に勃発した「農民一揆」について私たちが知っていることすら、その大部分がロンドンの廷臣や聖職者、また、おそらくは、商人といった、小作人階級より上位に属していた人たちによって書かれた解説的な絵画や詳細な記述に依拠している。

歴史学者たちは、その当時の教会の装飾に用いられている絵画や彫刻のモティーフを調べることによって一四世紀の小作人階級の意識を理解することができると主張してきた。芸術は、貧しい人たちにとって聖書の役割を果たしてきたとする考え方を適用することによって、読み書きができなかった小作人階級といえども、キリスト教信仰の本質的な要素を視覚を通して理解することができたという想定が成り立ちうると考えている人たちも数多くいる。

こうした考え方にはそれなりの真実が含まれていないわけではない。だが、民衆に示すモティーフを決定したのは、画家や彫刻家を雇った主教、大修道院長、大聖堂の聖職者、修道士といった人たちだった。(それればかりか、その当時、聖職者たちは、芸術作品の制作を自らの手でおこなっており、こうした作品が占めていた比率は、おそらく三分の一に達していたものと思われる。)こうしたモティーフを芸術史家は、図像解釈学によって読み解いているのだが、そうした意図が農民に的確に伝わるためには、モティーフが明確な意味をもち、人々の精神を鼓舞する類いのものであらねばならなかった。だが、それとても、聖職者階級の思想の投影であって、農民たちの中から生まれたものではなかったのだ。

一三世紀以降、聖母マリアと幼子イエスが、しだいに教会文化の中心を占めるようになっていった。また、初期の時代には威風堂々とした皇帝然として描かれていたイエスのイメージは、十字架にかけられ苦悶の表情を浮かべている若者のイメージへと変化していった。こうしたキリストの女性化と人格化は、おそらく、農民たちに強い印象を与えたのではないかと思われるのだが、それが事実であることを誰一人として確言できるわけではない。一二世紀末のある作家は、キリスト教信仰について懐疑的だったり、それをまったく信じようとはしなかった人たちが数多くいたと書きとめており、それは、私たちの通念に衝撃を与えないわけにはいかないのだが、こうした記述が農民たちの意識を忠実に反映したものであったとしても、それは、農民たちの生活と考え方の一部、おそらくは、小さな一部にすぎなかったものと思われる。

一三五〇年頃、農民たちは、教会から聖餐式への出席を一年に一回以上求められたことはなかった。また、そうした稀な機会に農民たちが集ったのは、ほとんどの場合、質素な教会区教会であって、そこには芸術作品はごくわずかしかないこともあれば、まったくないこともあった。いずれにせよ、農民たちは、堂々とした大聖堂や大修道院の教会堂に集ったわけではなかった。

一四世紀に入るとフランシスコ会の托鉢修道士たちが農村をまわって、教会の前や辻、あるいは、市場で農民たちに英語で説教をした。こうした説教のなかには書きとめられ、今日に伝えられているものもある。フランシスコ会の托鉢修道士たちは農民たちと直に触れ合う宗教活動をおこなっていたので、農民たちの心情がこうした辻説法に反映されていると考えたとしても、それは、それほど見当違いではあるまい。

それは、食料を求めてせめぎ合う世界、自然の力が災厄や死をもたらす絶えざる脅威を秘めた恐るべき世界だった。人々は、イエスとマリアにひたすら救いを求め、それが適えられることがないわけではなかったとはいえ、暴力、飲んだくれ、自然災害は日常茶飯事と化していたのだ。

裁判所の公文書、とりわけ、刑事事件は、しばしば、農民たちの肉声を今日に伝えている。恐怖に喉を詰まらせる者もいれば、縛り首にだけはしないでくれと裁判官に慈悲を乞う者もいるし、自分はけっして魔女ではないので火あぶりにしないでと絶叫する女もいる。土地の境界線の標識や牧草地の権益についても争いの種は尽きなかった。カトリックの神学の構造は、チョーサーのロマンティックな詩の洗練された語調が現実世界とのかかわりを感じさせないのと同じように、現世を生きるうえでの法的な指針に欠けているのではあるまいか？

裁判所の記録に登場している農民たちの身許は、きわめて漠然としており、ほとんどの農民たちは姓をもっていない。なかには住んでいる村や荘園の名前で呼ばれている者もいる。また、驚くほど多くの農民たちが、「ハンバー川をひょいと飛び越えるヒュー」といった徒名で呼ばれている。だが、こうした名称の曖昧さは、一九〇〇年頃、エリス島の移民局施設から合衆国に入ってきた数多くのユダヤ人移民についても当てはまる。ここでは移民局の事務官が、イングランドの一四世紀の司法事務官とまったく同じように、こうした移民たちに姓を与えたのだ。姓と名による明確な身許は、近代社会と官僚国家の表徴なのだが、その当時のイングランドの農村の労働者たちは、まだそうしたレヴェルには達していなかったのである。

黒死病の蔓延からほぼ二〇年後に書かれた文学作品『農ピアズの幻想』は、農民の世界を理解する手助けをしてくれる。この冗長な、だが、部分的には私たちの心を引きつける力をもった宗教的な叙事詩は、ロンドンの聖職者がウィリアム・ラングランドと署名して発表した作品なのだが、これは筆名だったのかもしれない。この推測には説得力があるのだが、それはともあれ、ラングランドは、それ以前に農村の教会区教会の司祭をつとめており、農民たちの暮らしぶりをよく知っていた。彼自身は、ほとんどの教会区の司祭たちと同じように農民階級ではなく、初期のヨーマン階級の出身だったのかもしれない。また、そう考えれば彼の語学の素養を、とりあえず説明することができる。もっとも、彼がヨーマンより上流階級の言語だったラテン語やフランス語ではなく英語でこの作品を書いたという事実は、必ずしも、ラングランドの身分的な背景を物語るものではない。宮廷詩人であると同時に政府の役人だったジェフリー・チョーサーは、もっとも著名な作品を英語で書いているからである。

『農夫ピアズの幻想』は、黒死病が蔓延した少しばかり後のイングランドの農民階級の行動や心情のあれこれを教えてくれるのだが、それは、今日のイングランドの鄙びた農村の農民たちのあいだで見られるものとそれほど違っているわけではない。土地を所有していた比較的豊かな農民たちのあいだにも大きな浮き沈みがあったからである。農民たちは、その一生において周期的な繁栄と窮乏を体験していた。紳士階級とさほど違わない御馳走をたらふく詰め込むこともあったし、手に入れることができるものであればどんな粗末な穀類であれ、安い肉の切れっぱしであれ、四方八方手を尽くして胃袋を満たさなければならないこともあった。

農業を基盤とした生活が免れ難い困窮は、家族に多大のストレスをもたらさないわけにはいかなかった。妻を虐待する亭主もいれば、生まれつき曲がっている根性を矯めようとするいかなる努力をも受けつけないような女房もいたことだろう。こうした女房から口汚く罵られると、亭主としては、とりあえず家を飛び出してその難を逃れる以外の手立てがない。マニトバの農場地帯で成長した筆者は、こうした女房たちの喚き声に何度となく身が縮む思いがしたことを今でもよく覚えている。こうした女房たちにとって、口汚く罵らないではいられない理由なら数えきれないほどあったのだ。

また、土地をもっていなかった、あばら家の借家住まいを強いられていた貧しい農民たちは、日傭取りや季節労働者として露命を繋いでいた。現金収入がきわめてかぎられていたこうした人たちは、裁縫などの手仕事によってかろうじてその日その日を送っていた。手にした現金のほとんどは家賃に消えてしまい、ポリッジで飢えをしのいでいたのだが、稀に稼ぎがよかったときには塩蔵の肉の切れっぱしや魚肉にありつくことができたこともあった。つましく暮らしていたこうした農民たちは、その稼ぎでは養いきれないほど多くの子供たちをもっていた。飢えと渇きにしょっちゅう苦しめられていたので、世間体をつくろいながらも恥を忍んでものを乞わなければならなかった。

これらは、『農夫ピアズの幻想』にみられる情景の抜粋なのだが、一三七〇年代、あるいは、一三八〇年代に書かれた三〇頁から成る英詩『パール』には、もっと裕福で教養があった農民たちの意識に対するさらに深い洞察が込められているということができるかもしれない。『パール』は、オックスフォードの学寮の学監であり、後に『指輪物語』を著したJ・R・R・トールキンによって一九二〇年代に編集、出版されている。『パール』は、黒死病の蔓延から三〇年ばかり後にオックスフォードの北方一六〇キロに位置している、イングランドの中央部に住んでいた田舎紳士が、この世を去ってしまった少女に捧げた哀歌である。『パール』は、伝統的な神学の枠組みにもとづいて書かれた宗教詩なのだが、きわめて個人的な、また、情緒的な心情を表現しており、形式と内容のバランスは完璧の域に達している。だが、詩がまさに終わろうとしているとき、不安、混乱、見当識の喪失といった、それまでとは異なったテーマが朧げながら姿をあらわしてくる。

主の御心により天国に召され
我が目と耳により、数多《あまた》の神秘を知りぬ
されど、人々は、溜め込む以外の術《すべ》を知らず
ひたすら肥え太ることを求めて倦むことなし

しかして、我が心は、癒されることなき心労に憑かれ
齢《よわい》満たずして召されし永遠《とわ》の王国を追われき
主よ、人々は、いかで物狂おしくせめぎ合い、心の平安を失いしや
そが行いが主の御心に適わざるを思うことなし

この詩の主題である、黒死病のせいであまりにも早くこの世を去った汚れを知らぬ少女は、詩人によって類い稀な「真珠」へと具象化され、夢幻の中に描きだされているように思われるのだが、これは、その当時、一般的に用いられていた詩的なモティーフだったのである。

しかしながら、中世の封建制度が終わりを告げ、近代資本主義がその幕を開けようとしていた時代の転換点において、いぜんとして社会を支配していたのは、階級の原則だった。変化を求める気運が萌していなかったわけではなく、農民たちは、しばしば一揆によってそうした気運を具象化しようとさえしていたのだが、たとえそうだとしても、社会的な諸々の関係を統括していたのは、あくまでも領主の権力と階級制であることに変わりはなかった。個人主義と、共同体に対する従来の偏見にとらわれない自由な意識の萌芽がしだいに頭を擡げつつあったとはいえ、ものの考え方は、いぜんとして上から下という垂直的な方向にしか働かなかった。

教育と社会の理論化を支配していた教会の権威者たちは、階級制という自然法則を実利的にとらえなおそうとする考え方を抑圧していた。社会的、政治的な身分を決定するのは領主である、といった

考え方は中世の伝統であり、その伝統は、いぜんとして人々を縛りつける力を失ってはいなかった。領主の権利と階級制という中世的な慣習と考え方によって確立されていた明解さと安定は、強力な機能的な有用性をもっていた。領民は、領主の権力と、権力によって自らに割り振られた立場を認めないわけにはいかなかった。たとえ領主が過酷な労働を求めたとしても、あるいは、冷酷な心の持ち主だったとしても、最終的には、領主が領民の生活にとって欠くことができない礎《いしずえ》であるという事実に変わりはなく、領主がときには良心の求めるところに潔く従って領民に人道的な庇護を与えることがあったとしても、それは、常に、領民の経済的な価値に対する抜け目のない配慮という動機から生まれたものだった。

こうした領主たちが疫病の大流行のような自然の力に起因する大規模な災厄の犠牲者になったとしたら、農民たちは、途方もなく危機的な状況と直面しないわけにはいかなかった。領主の権力という「電源」が一時的に落ちてしまい、支配者集団が機能しなくなるので、社会が不安、悲嘆、混乱にさらされてしまったからである。ヘールズオーエン大修道院の領地に住んでいた農民たちは、自分たちを支配している階層の交代劇がひきおこす危機的な状況を骨身に染みて知っていたのである。

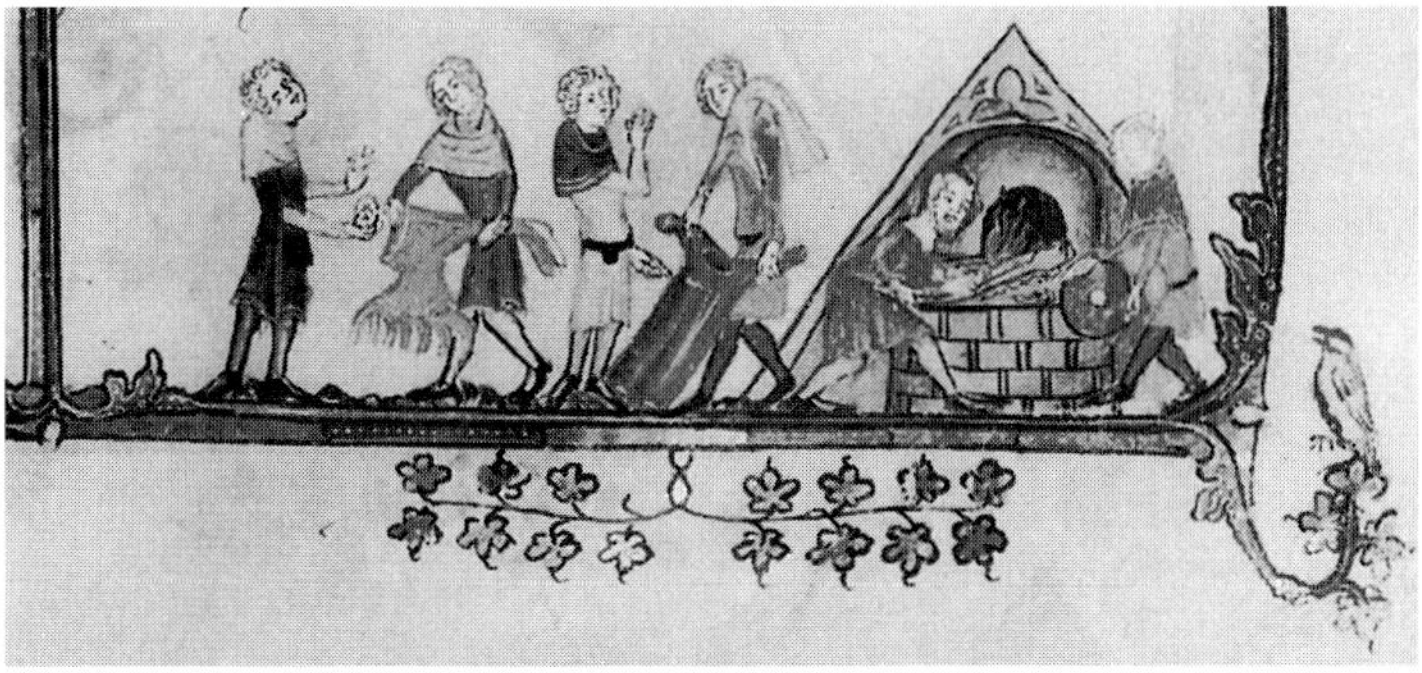

黒死病が流行していた時代の生と死。一人の男が売春婦に金を払っている一方、そのほかの男たちは、感染症の蔓延を食い止めようとして衣類を焼却している。(英国オックスフォード大学ボドリーアン図書館所蔵)

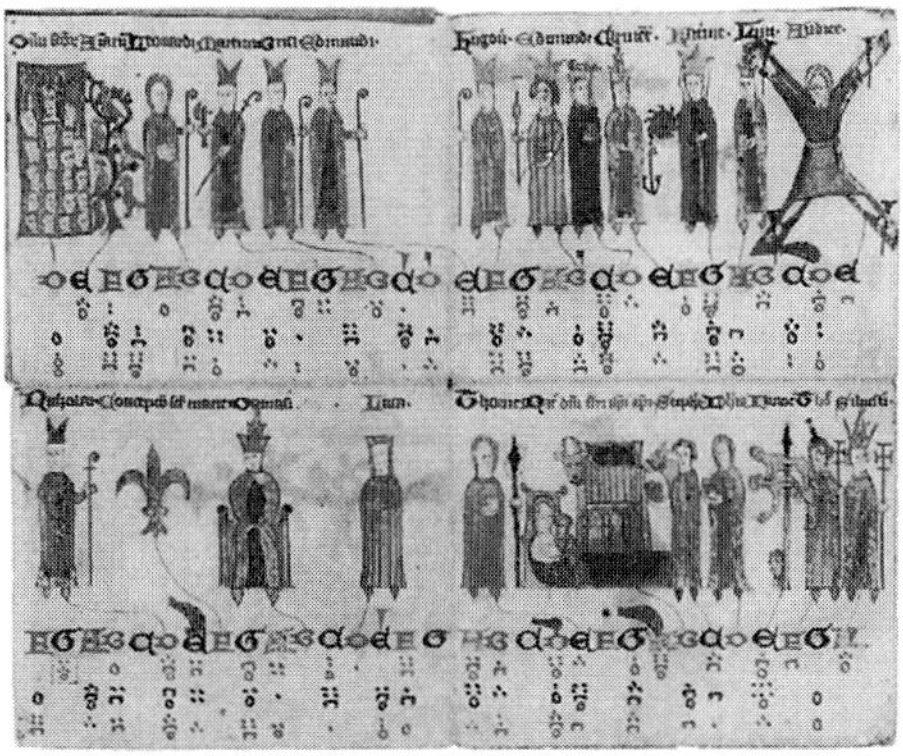

14世紀の聖人暦に描かれている主教たちの行列。主教たちの祈りも黒死病の流行を食い止めることはできなかった。(英国オックスフォード大学ボドリーアン図書館所蔵)

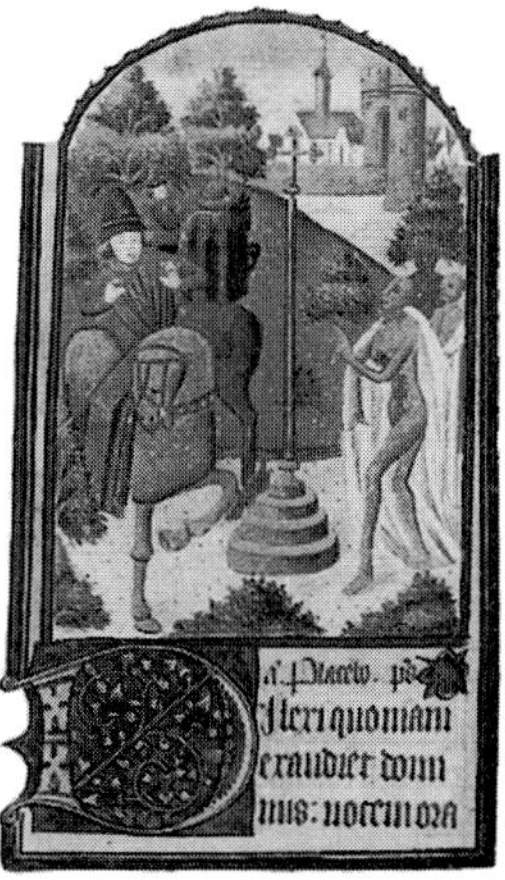

15世紀の写本に描かれている生者に語りかけている死者。これは生者にとってこの上ない凶報だった。(英国オックスフォード大学ボドリーアン図書館所蔵)

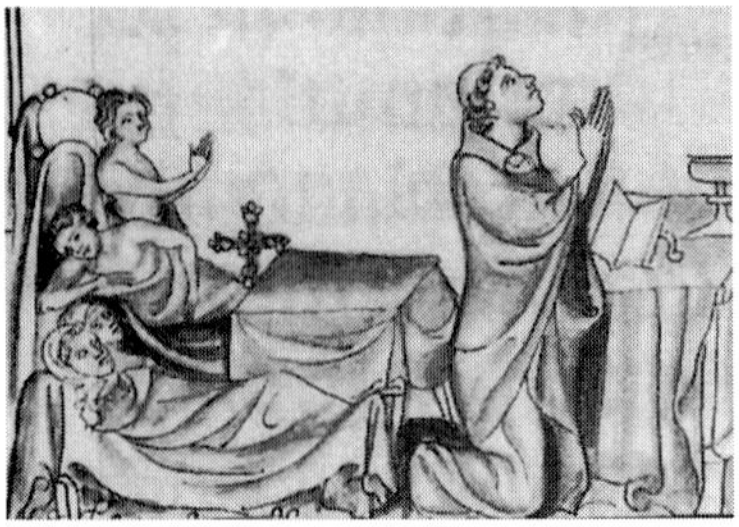

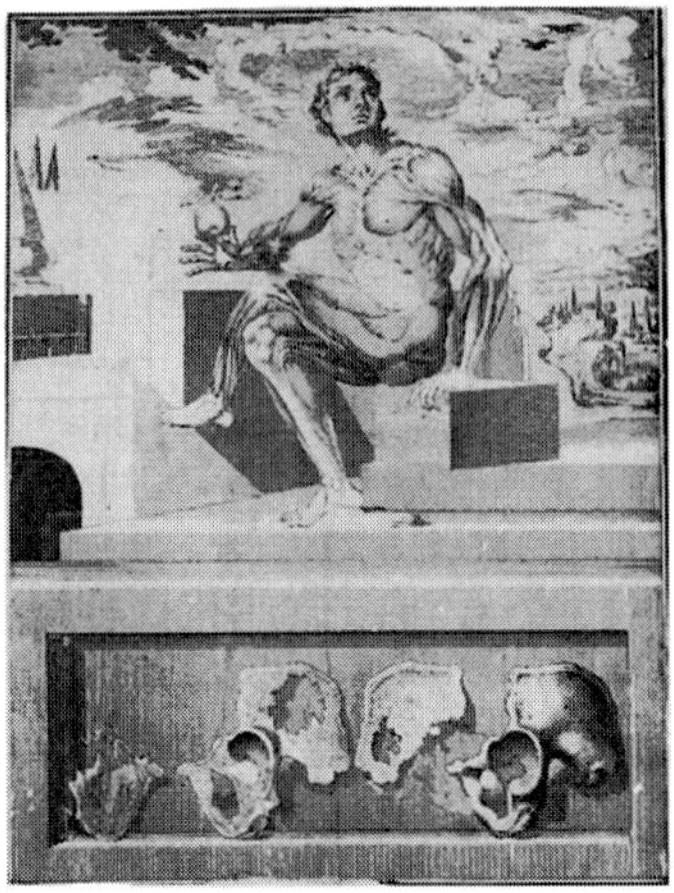

↑上　14世紀の写本に描かれている疫病の犠牲者のためのミサ。（オックスフォード大学ボドリーアン図書館所蔵）

→右　14世紀に描かれた男の人体像。その台座にはいずれは土に還る人の世のはかなさを示す人骨が配されている。（ロンドンのウェルカム図書館所蔵）

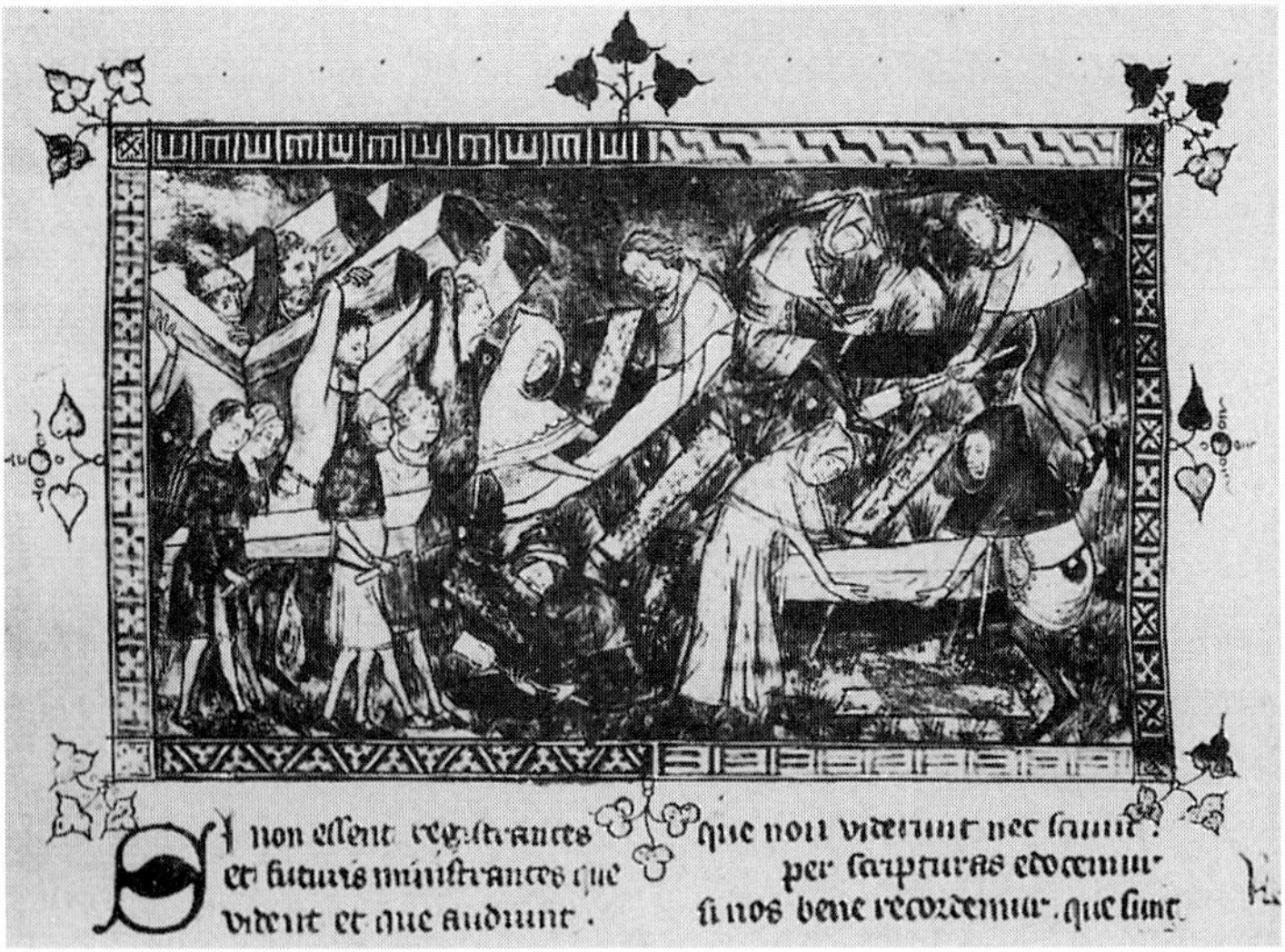

黒死病の犠牲者の運搬と埋葬。（ロンドンのウェルカム図書館所蔵）

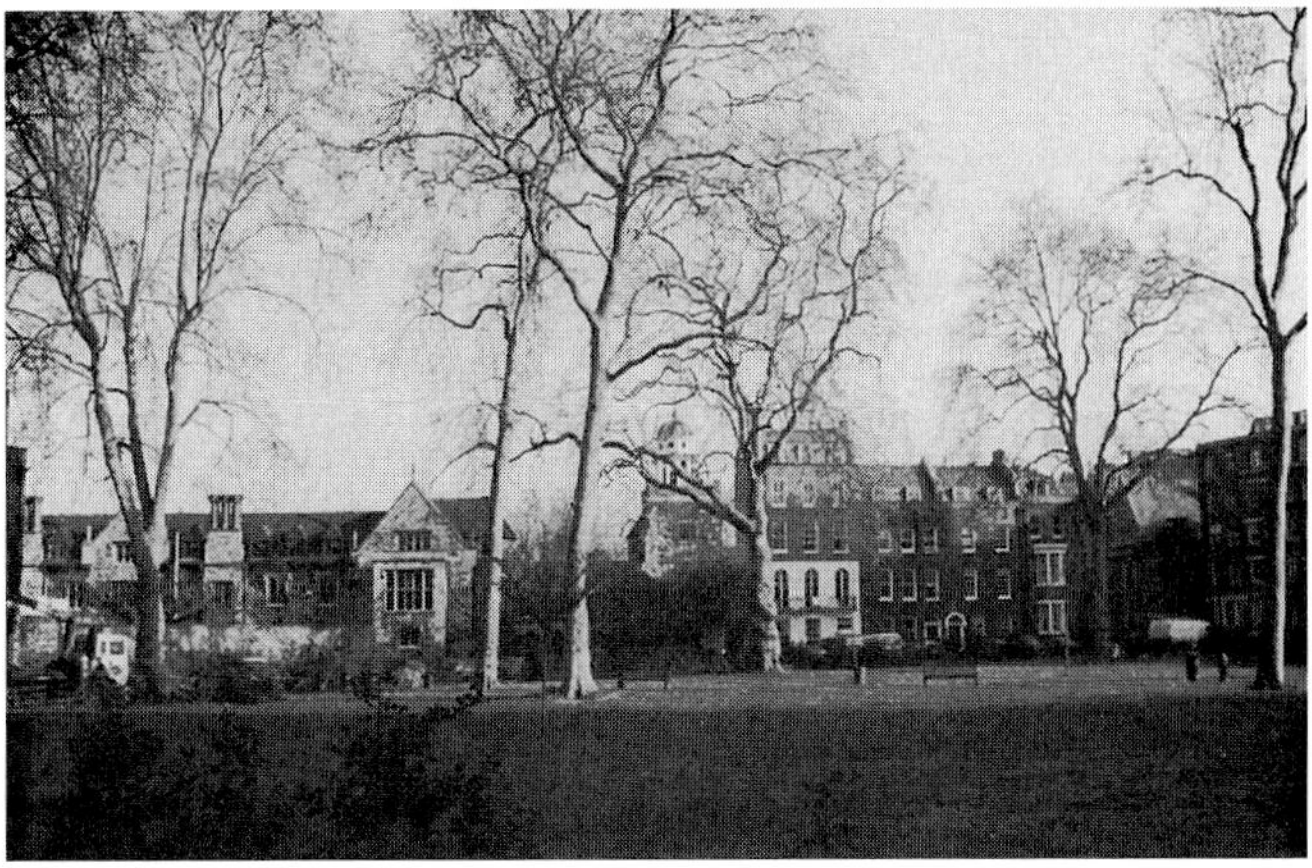

ロンドンにおける黒死病の犠牲者の共同墓所の跡地に建てられたチャーターハウス慈恵会病院前の広場。背景をなしている建物は、中世以降に建てられたものである。黒死病の犠牲者たちは、14世紀に建てられたカトゥジオ会修道院の共同墓所に葬られたのだが、かつての共同墓所は今では芝生に被われている。(アンソニー・J・グロース撮影)

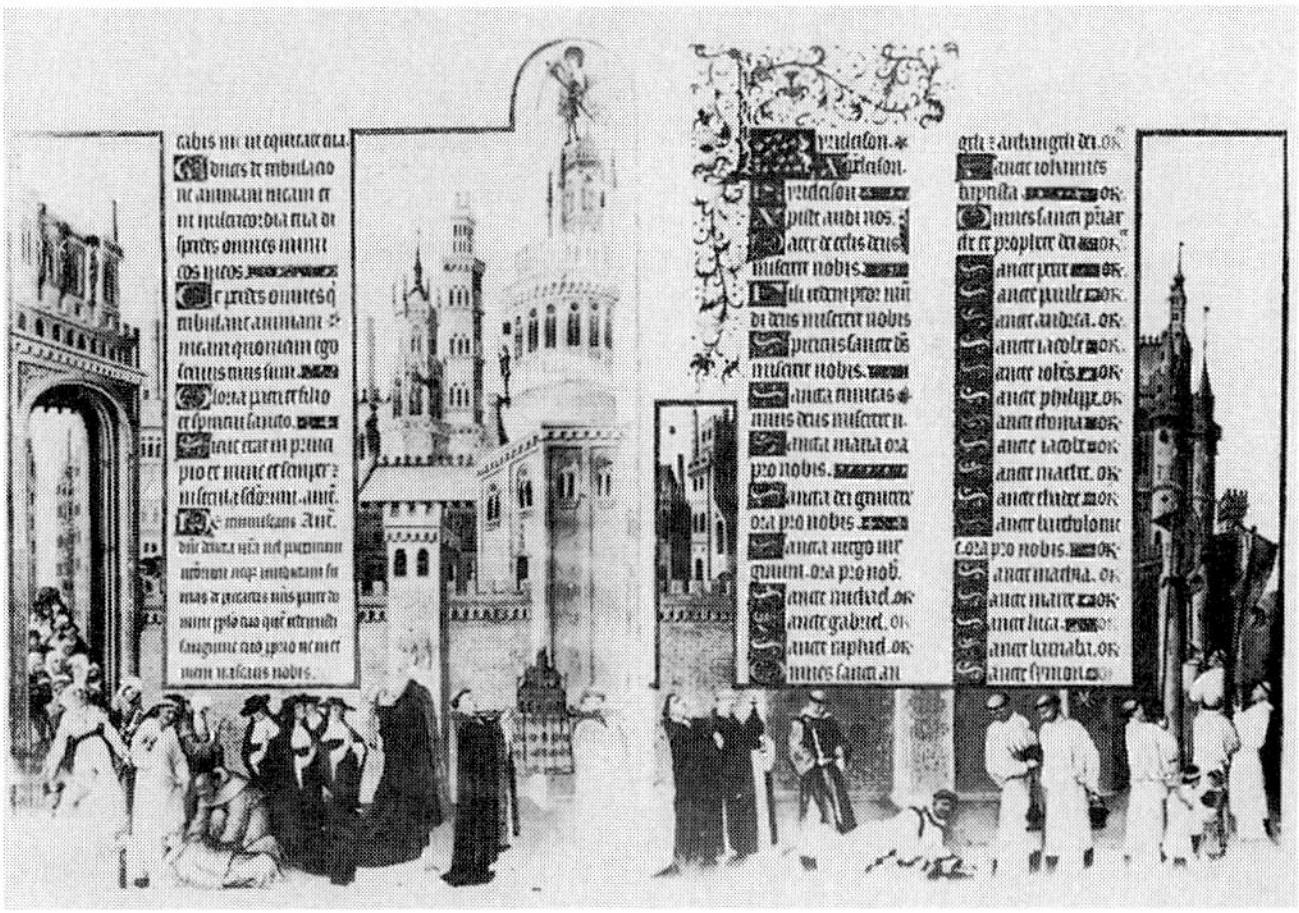

黒死病が蔓延していた14世紀の写本に描かれているローマ大教皇、聖グレゴリウス一世(在位590－604)による神へのとりなしのための行列。これは、汎発流行病に対して人々がとることができたもっとも一般的で具体的な反応だったのだが、そうした事情は、かなり時代が下っても変わりがなかった。(ロンドンのウェルカム図書館所蔵)

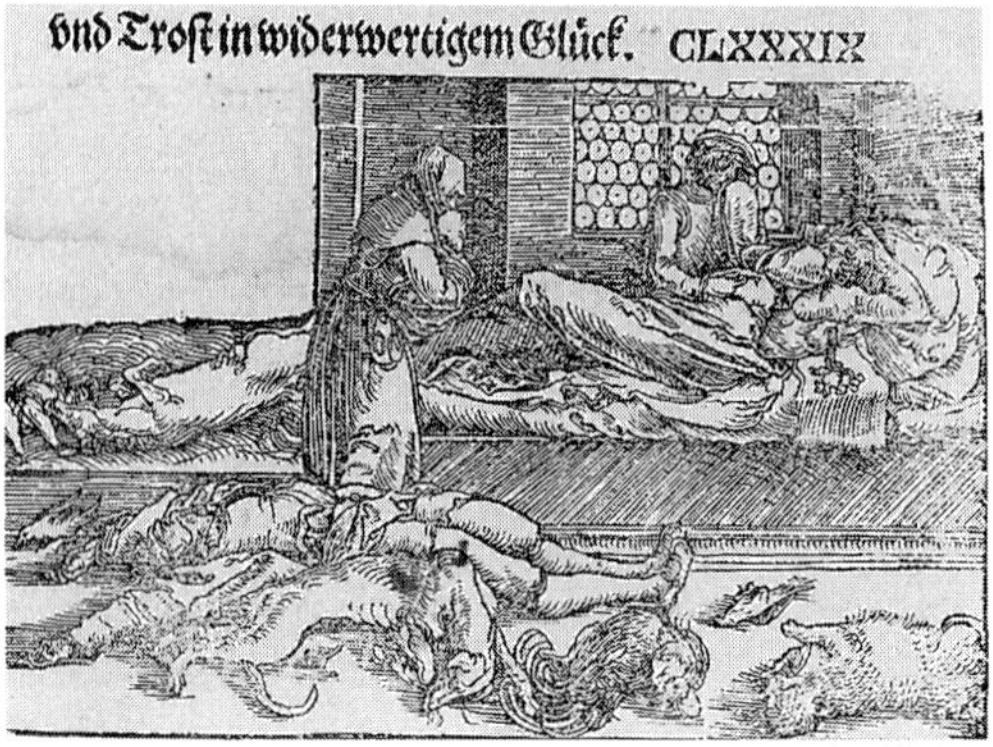

修道士が神に祈りを捧げているかたわらでは人間ばかりか様々な種類の動物が黒死病の犠牲になっている図柄を配した、16世紀に制作されたペトラルカ風の板目木版画。これは、黒死病が動物と人間のいずれにも同じ影響力をもっていたことを示す一つの考証であって、生物学的に重要な意味をもっている。（ロンドンのウェルカム図書館所蔵）

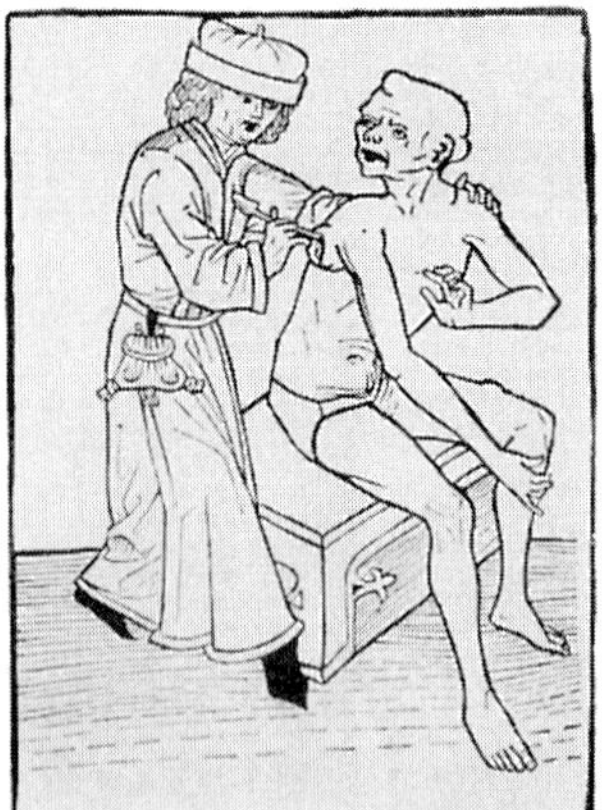

14世紀に制作された板目木版画に描かれている、患者の腋の下の窪みと脚のつけ根に発現した黒っぽいみみずばれをランセットで切開している医師。こうした療法にはごく僅かの治療効果しか期待できなかった。（ロンドンのウェルカム図書館所蔵）

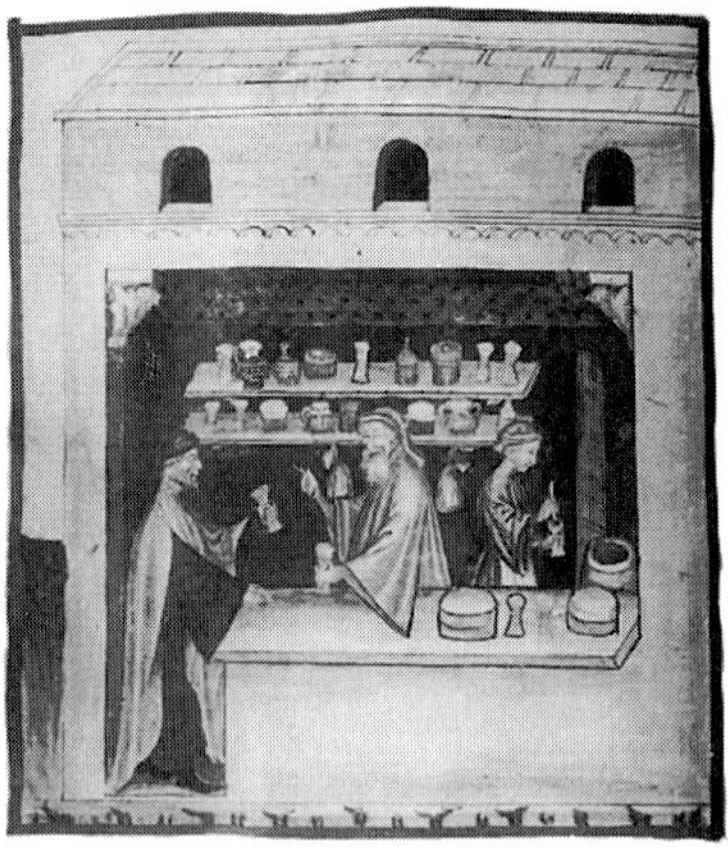

ヘビの皮を使って解毒剤を調合している医師たち。14世紀の人たちは、解毒剤がペストをはじめとする諸々の深刻な疾病に対する万病薬だと考えていた。（オーストリア国立図書館所蔵）

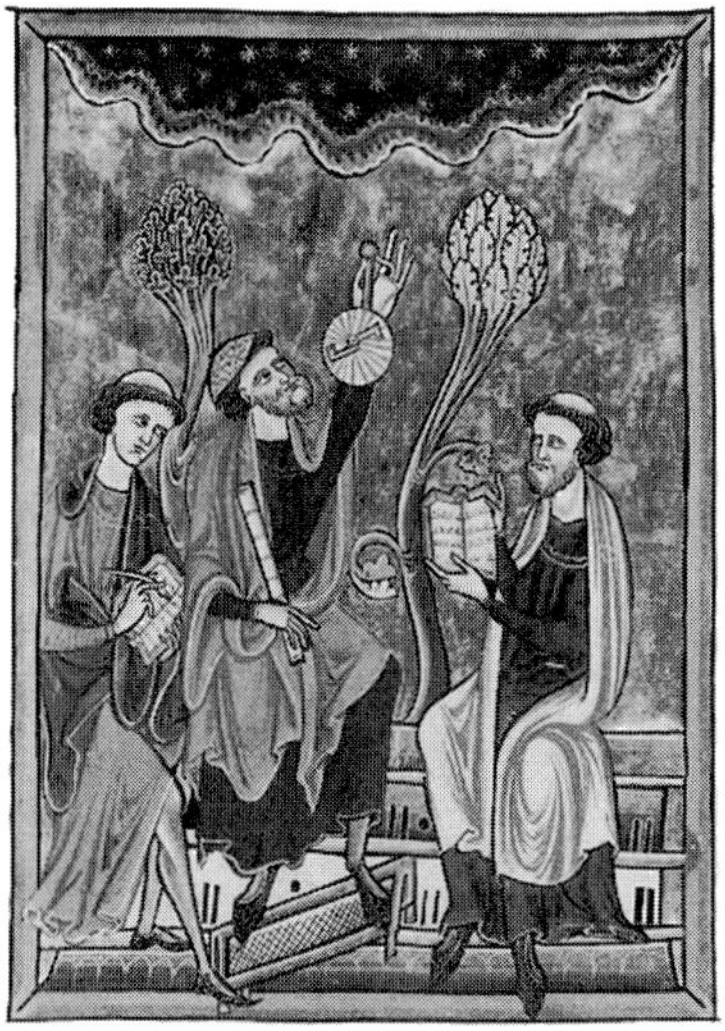

←左　天界を見上げている天文学者たち。14世紀の天文学の知識は、かなりの水準に達していたのだが、そうした知識は占星術と分かち難く結びついており、フランスの天文学者たちは、黒死病の原因を占星術によって決定した。（アルスナル図書館所蔵）

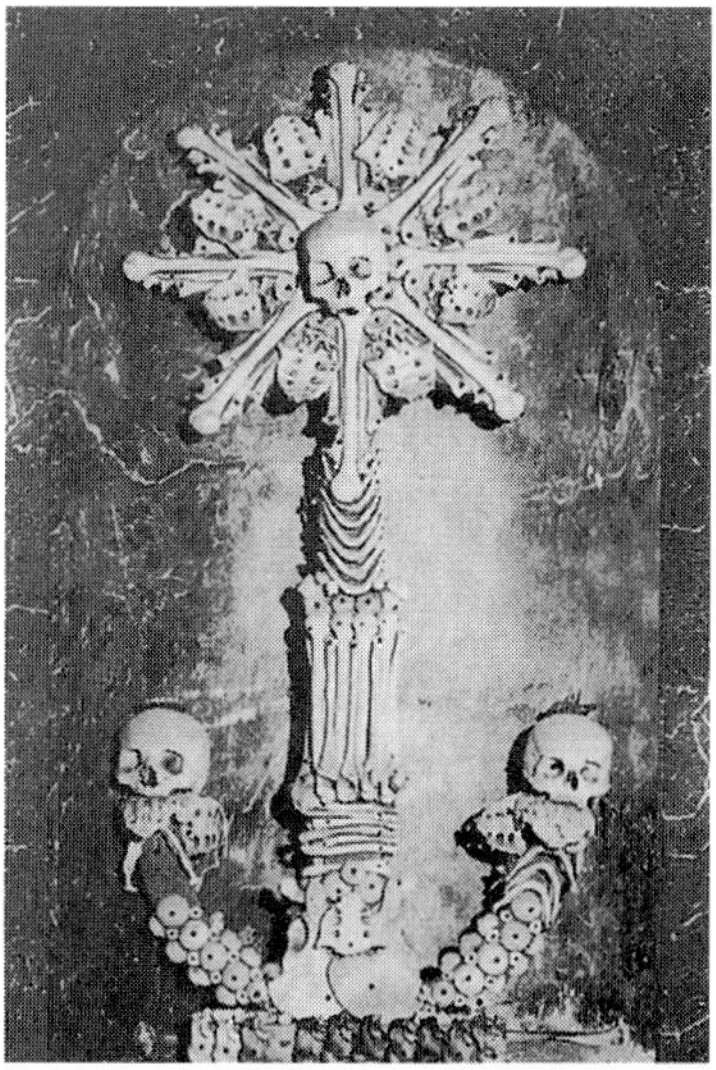

→右　チェコ共和国のセドレックの「聖人墓地教会」には何千人もの疫病の犠牲者の遺骨を収めた納骨堂がある。18世紀の末葉、ある木彫家が許可を得てその遺骨を使った装飾を制作した。これは、黒死病の劇的な、だが、ほとんど知られていない記念碑である。（フロリダアトランティック大学、サンドラ・ノーマン撮影）

→右　15世紀のアシュケナジ（ドイツ・ポーランド・ロシア系ユダヤ人）のハガダー（ユダヤ教伝承のうち伝説、民話など律法的性格のない物語）に描かれている、ヤハウェがエジプト人に下した疫病。九番目の疫病は家畜の病気であって、おそらく黒死病だったものと思われる。（英国図書館所蔵）

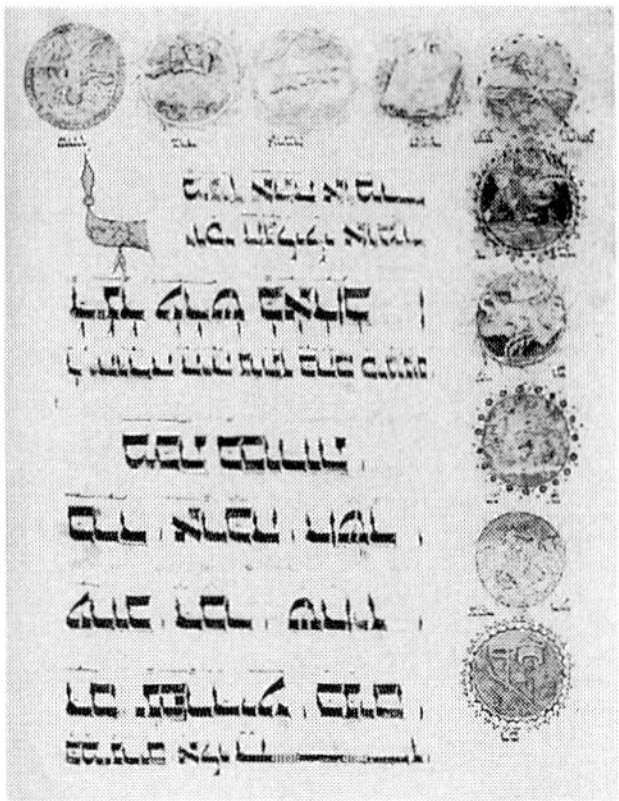

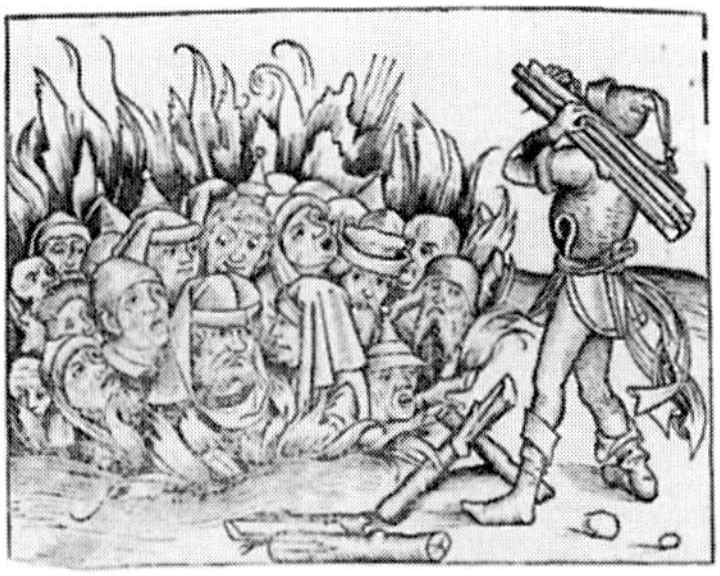

←左　井戸に毒物を投げ込んで黒死病を流行させた廉で告発され、焼き殺されたドイツのユダヤ人。（英国図書館所蔵）

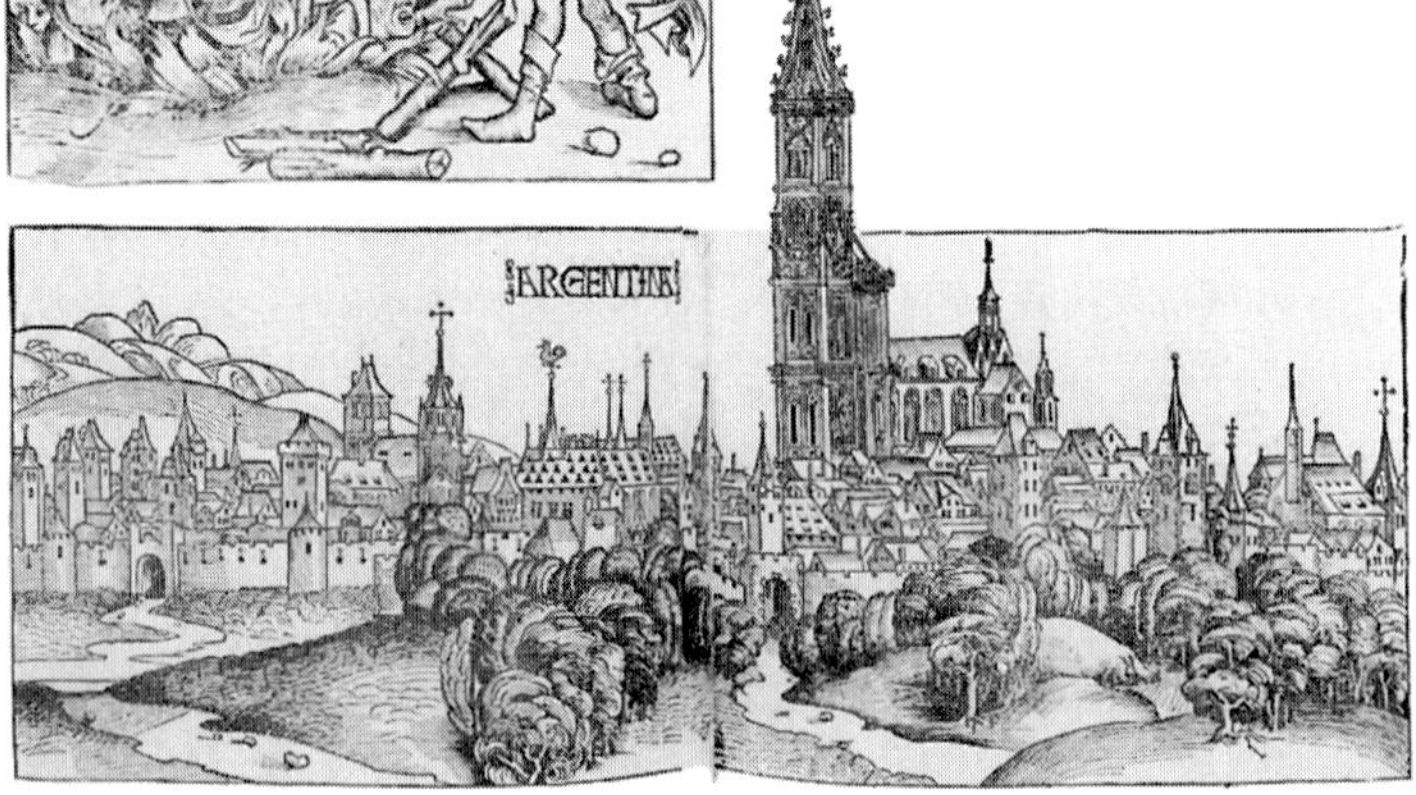

1492年に描かれたストラスブール市の光景。同市では黒死病の流行の責めを問われたユダヤ人が大量虐殺された。（英国図書館所蔵）

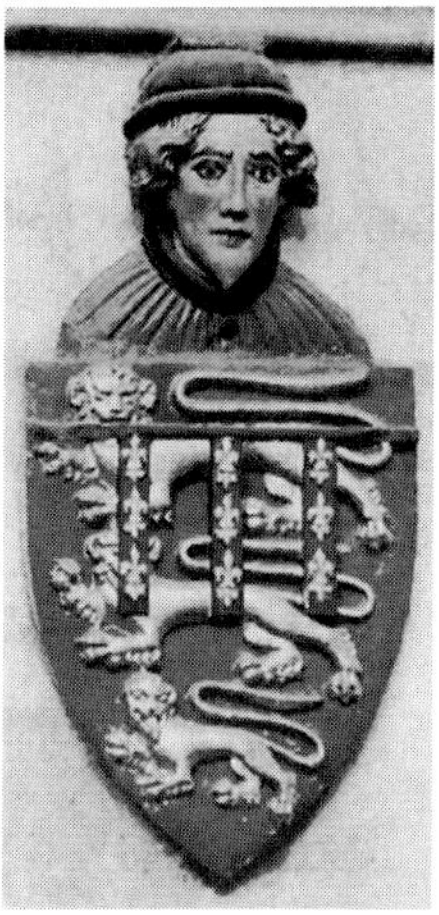

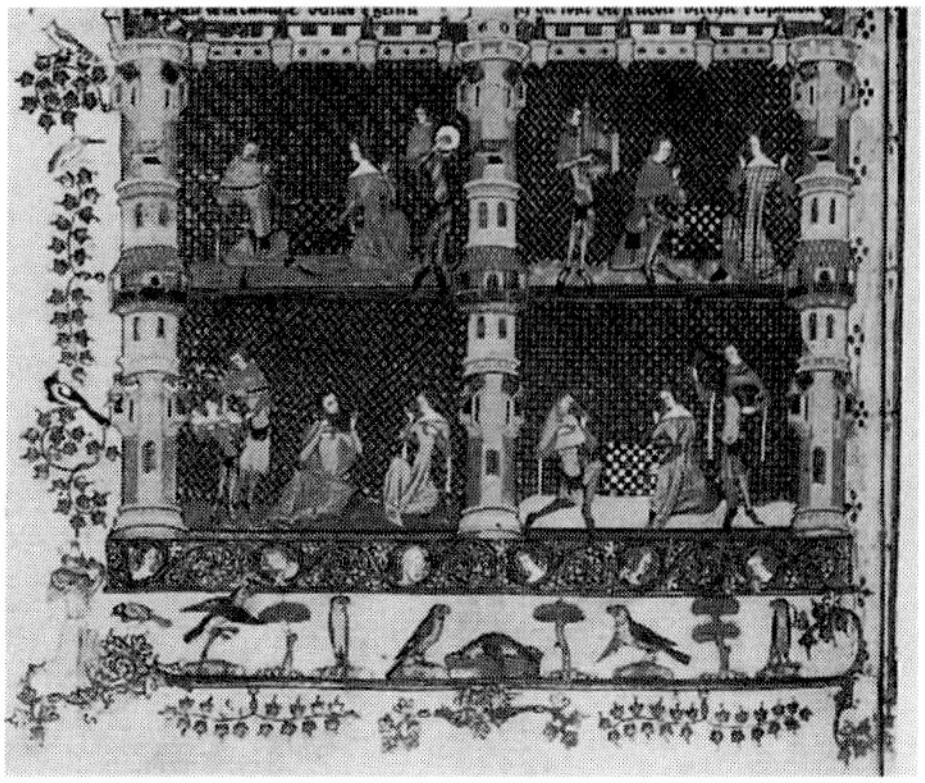

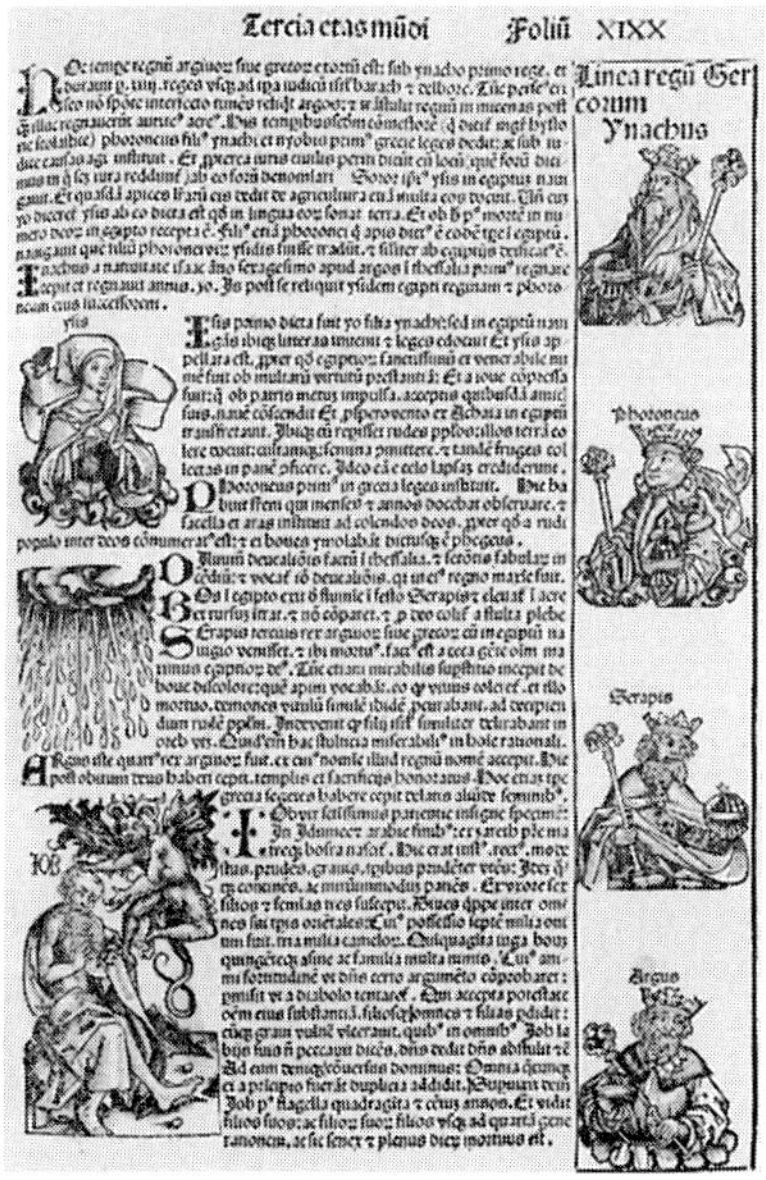

↖左上　黒死病は、前例がないほど数多くの人々に激烈な運命の変転をもたらした。上掲の肖像は、ランカスターの公爵ヘンリー・オヴ・グロスモントを描いたものである。1361年にヘンリーがこの世を去った後、公爵の莫大な資産を受け継いだのは、国王エドワード三世の息子のジョン・オヴ・ゴーントと結婚していた公爵の娘であり、それによってジョン・オヴ・ゴーントの富と権力の基盤が固まった。(王立英国写本委員会所蔵)

↗右上　カスティリャ王国の皇太子ペドロとの婚儀がととのった王女ジョーンは、皇太子が王女の長旅のつれづれを慰めるため派遣した吟遊詩人が奏でるカスティリャの唄に耳を傾けながらスペインへと旅立っていったのだが、その途次、ボルドーで黒死病のせいで命を落とした。王女は、婚約者が待っていたスペインの土をついに踏むことはなかった。(英国オックスフォード大学ボドリーアン図書館所蔵)

←左　15世紀の写本に描かれている苦難に堪えるヨブ。黒死病の蔓延によって中世末期の人たちは、苦難に堪えたヨブに自らの姿を投影するようになっていった。(英国図書館所蔵)

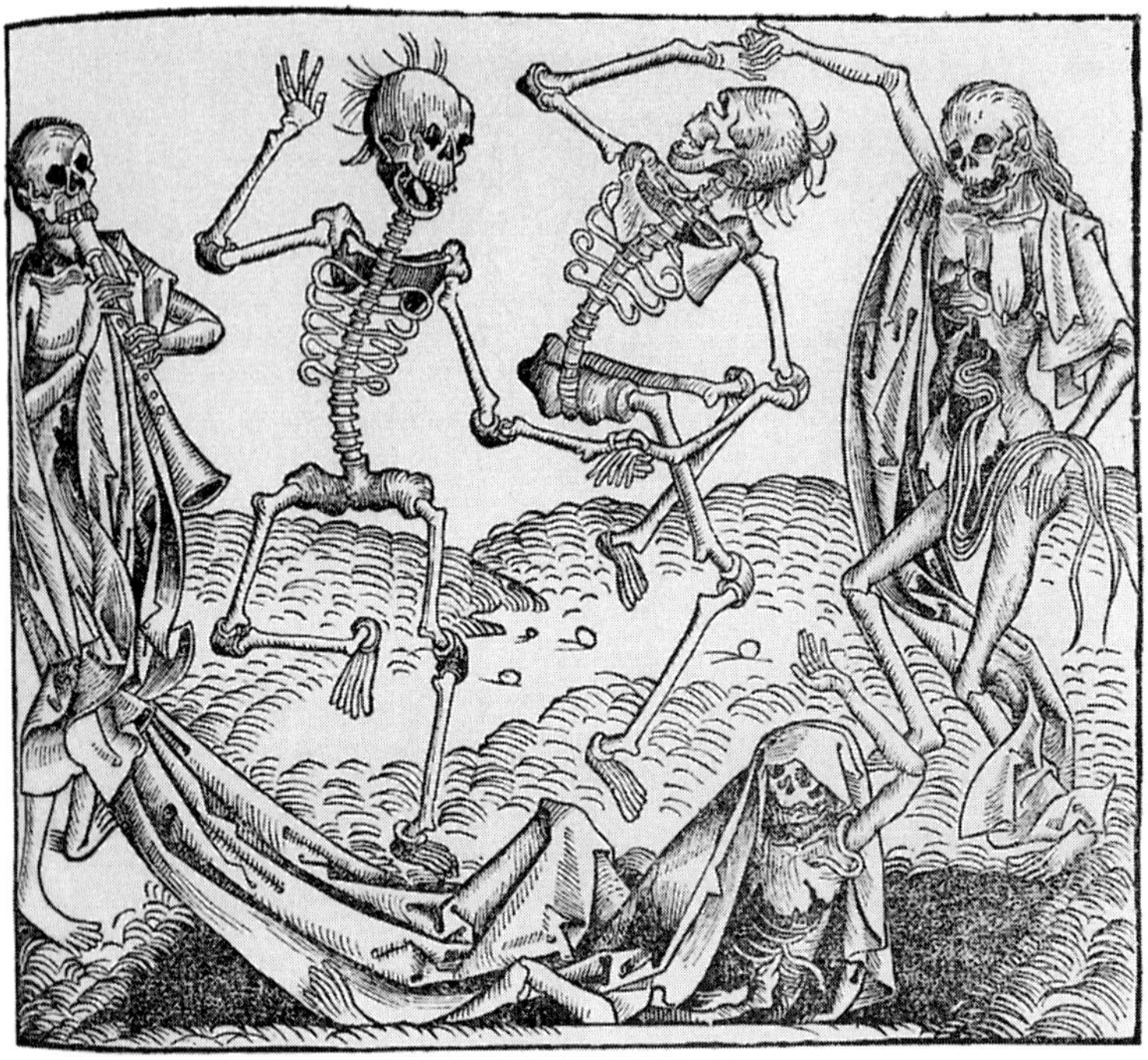

中世末期に描かれた死の舞踏。黒死病以降、美術や文学に好んでとりあげられたこのモチーフは、黒死病が人々に与えた衝撃の大きさを物語っている。（英国図書館所蔵）

第五章　大主教を見舞った死

一三四九年八月一九日、聖職者であるとともにかつてオックスフォード大学で教鞭をとっていた五九歳のトマス・ブラッドワーディーンは、フランスからイギリス海峡を越えてイングランドのドーヴァー港に降り立った。ドーヴァーに向けて出航する以前、ブラッドワーディーンは、ローヌ河畔のアヴィニョンのローマ教皇の宮殿を振り出しにフランスを馬と徒歩で横断しながら数多くの地域を訪れていた。

その当時、アヴィニョンは、フランス王国の国境のほんの少しばかり外側に位置しており、名目的にはルクセンブルグのドイツ皇帝カール四世の領土の一部だったのだが、実質的にはフランスの管理下に置かれていた。この地には一四世紀の初頭以降、ローマから逃れた歴代のフランス人教皇が亡命生活を送っていたのだが、その表向きの理由は、ローマには市民間の敵対と組織的な犯罪が横行しているというものだった。

アヴィニョンの教皇権は、「端麗王」と呼ばれていたフィリップ治下のフランス王国が何かと面倒を引き起こしていたイタリア人教皇を追い出した一三〇三年に端を発している。時の教皇ボニファティウス八世は、教皇を異端裁判にかけるため、パリまで護送する指令を受けた三〇〇人のフランス兵によってローマ近郊の丘陵地帯の避暑地で拘束された後、心臓発作に見舞われた。フランスの教会が納めていた租税収入の分割をめぐってフランス国王と長期に渡って騒々しい論争を繰り広げているうちに苛立ちを募らせていたボニファティウスは、フランス人とは言葉のやりとりなど成り立たない、イヌのような卑劣漢だと目されるようになっていた。イヌには人間らしい魂などあるはずがないと考えられていたのだが、この論法は、その動機こそ大いに疑わしいものであったとしても、論法そのものは誰にとっても単純明快だった。

ボニファティウスの死後、フランス政府は、枢機卿の総数のほぼ四〇パーセントをフランス人で固め、その結果として、ボルドーの大司教が教皇に選出された。ボルドーは、英国の管理下に置かれていたガスコーニュに属していたにもかかわらず、その地の大司教は、パリのフランス政府の政略に同調していたからである。新たな教皇は、ローマに赴任しようとはしなかった。彼とその後継者たちは、一五世紀の二〇年代までローヌ河畔の居心地のよいアヴィニョンに宮殿を構えていたのである。

今日、アヴィニョンは、中世に建設された石橋の遺跡とそれを題材としたフォークソング、夏に開催されるロックコンサートと劇場、さらには、最上級の、また、もっとも高価な南ローヌ赤ワイン、シャトーヌフ・デュ・パプで広く知られているのだが、このワインは、かつては歴代の教皇が経営していたブドウ園で醸造されたものである。

一三二〇年代と一三六〇年代の二期に渡って教皇たちが建設した巨大な、だが、不格好な宮殿は、今なお往時の面影をとどめており、もっぱらピカソの後期の絵画を収蔵している、最先端技術を駆使した美術館として使用されている。建物の内部は、がらんとしていて装飾めいたものはほとんど見当たらない。というのも、中世の芸術品や装飾を凝らした室内調度は、教権に反抗していた第三共和制によって教皇の宮殿が軍馬の厩舎として使用された一九世紀にそのすべてが取り除かれてしまったからである。反カトリック教徒にとって聖職者たちの生活の基盤を馬の糞尿で汚すことは、このうえない満足感を与えてくれる本源的な侮辱にほかならなかった。イングランドの独裁者だったピューリタンのオリヴァー・クロムウェルも、また、一六四〇年代に勃発したピューリタン革命において英国国教の教会に対して同じ手段を用いたことがある。

アヴィニョンの教皇の宮殿の大広間は、今では展示用のメインホールとして使用されているのだが、一三四〇年代においてはここで盛大な晩餐会が催され、聖職者たちは、極上の御馳走を、ローヌワインの新酒で胃袋に流し込むひと時を心ゆくまで楽しんでいた。今日のアヴィニョンのもっとも印象的な光景は、おそらく母屋とは分離した別棟に設えられている巨大な台所であるに違いない。そこに備えつけてあるいくつもの料理用レンジは、どっしりとした石造りで、薪を燃料として使用する平炉式のものなのだが、その姿形こそ少しばかり不格好であるとはいえ、ミシュランの三つ星のレストランのシェフですら、これでじゅうぶんだと納得するに違いない。

ブラッドワーディーンがアヴィニョンを訪れたのは、イングランドの教会では第一位を占めていたカンタベリーの大主教という聖職の受任のため教皇クレメンス六世の祝福を受けるためだった。カンタベリー大聖堂の聖堂参事会の会員は、莫大な金銭的、潜在的な精神的な影響力ばかりか、政治的な影響力を秘めた途方もなく重要な地位であるカンタベリーの大主教にブラッドワーディーンを選出し、国王エドワード三世もそれを承認したのだが、そのときブラッドワーディーンは、王室の外交官として大陸に滞在していた。ブラッドワーディーンは、教皇から聖別式を受けるためすぐさまアヴィニョンに赴いた。ブラッドワーディーンは聖別式を受けることはできたのだが、教皇とその当時はほとんどフランス人によって占められていた枢機卿から辛辣な皮肉を受けないわけにはいかなかった。

というのも、その僅か四カ月前にエドワード三世は、カンタベリーの聖堂参事会の会員がすでにブラッドワーディーンを選出していたにもかかわらず、別の候補者、つまり、自らの秘書官ジョン・オフォードの承認を教皇に求めていたからである。たとえそうだとしても、ブラッドワーディーンを選出したカンタベリーの聖職者たちは、おそらくそうした決定によって国王の歓心を買おうとしていたものと思われる。ブラッドワーディーンは、エドワードの個人的な聴罪司祭であるとともに、王室の外交官という役割をしばしば務めていたからである。

カンタベリーの前任の大主教ジョン・ストラットフォードは（一三三三年から一三四八年まで大主教を務めていた彼の死因はペストではなく、自然死だったものと思われる）、王国の政府としばしば政治的に対立していたのだが、これは、カンタベリーの高位の聖職者にとっては、それほど稀なことではなかった。一三四九年に国王の聴罪司祭だったブラッドワーディーンを選出したカンタベリーの修道士たちは、そうすることによってエドワードの歓心を買おうとしていたと思われるのだが、驚いたことに、エドワードはそれを拒否し（国王は、そうした法的な権限をもっていた）、自らの秘書官であり王室の管理部門の責任者をつとめていたジョン・オフォードの承認をアヴィニョンの教皇に求めた。

エドワードの一方的な行動には数多くの先例があるのだが、そのなかでももっとも有名なのは、プランタジネット王家のヘンリー二世がカンタベリーの大主教に自らの秘書官であるとともに飲酒と女道楽の仲間だったトマス・ベケットを指名した事例である。こうした無分別な行動は、すべての関係者にひどい結果をもたらしたのだが、とりわけベケットを見舞った運命は悲惨なものだった。一一七〇年、カンタベリー大聖堂の祭壇の前で四人の王室の廷臣に襲われたベケットは、暗殺者に「悪党め」と一声叫んだかと思う間もなく切り殺されてしまったからである。

エドワードが自らの聴罪司祭であるとともに教会の思想家、大学人として高い世評を勝ち得ていたブラッドワーディーンではなく、名目上の聖職者にすぎなかった秘書官のオフォードに肩入れしたのは奇妙な話である。イングランドはフランスとの大戦の真っただ中にあり、王国は、重税と徴兵を確保するため王室が展開しなければならなかった宣伝活動を支援する強力な精神的な指導者を必要としていたからである。だが、オフォードは、宗教界における評価が低かったばかりか、国王が彼の指名の承認を教皇に求めていたときにはすでに病弱で無力な存在だった。

おそらくエドワードは、信頼に値する外交官であるばかりか、個人的な友人であるとともに忠実な廷臣だった聴罪司祭を手許から失いたくなかったものと思われる。あるいは、学識もあり世評も高かった野心的なブラッドワーディーンが第二のベケットへと豹変するのを恐れていたのかもしれない。そうした国王の思惑とはかかわりなしに、疫病がこの問題に介入し、オフォードは、一三四九年五月二日、黒死病で死亡した。すでに衰えていた彼の肉体は、疫病に抗することができなかったのである。

そんなわけで、ヨーロッパにも名の通った人物であるブラッドワーディーンが聖職授任式のため教皇の宮殿に姿をあらわしたとき、アヴィニョンは、イングランド国王の人選に対する強いこだわりに皮肉と少しばかりの苛立ちを抑えかねていた。クレメンス六世は、たとえイングランド国王がカンタベリーの大主教に「雄ロバ」を指名するよう求めたとしても、自分はそれに同意せざるをえないと皮肉ったのだが、実際問題として、教皇は、それ以外の選択肢をもっていたわけではなかった。

当然のことながら、教皇は、きわめて異例な経緯によって大主教に指名されたブラッドワーディーンを聖別した。だが、宏大な祝宴広間で催された晩餐会において、召し使いたちが御馳走を盛りつけた大皿を一〇メートルばかり離れている巨大な台所から息を切らせながら運び込んでいたとき、クレメンス六世の親戚だった一人の枢機卿が仕組んだのは、なんとも出来の悪い茶番劇だった。このとき一人の道化役者が雄ロバに乗って大広間に姿をあらわし、自分をカンタベリーの大主教にしてほしいと嘆願したのである。きわめて高い知性の持ち主だったブラッドワーディーンは、おそらく、歯を食いしばって微笑を浮かべていたものと思われるのだが、クレメンス六世の華麗な大広間でブラッドワーディーンが味わわなければならなかったのは、その種の莫迦げた一幕にほかならなかった。

一三四九年八月一九日、ドーヴァー港に降り立った後、ブラッドワーディーンは、エドワード三世に謁見するため旅衣を改める暇《いとま》もなく国王の居城に向かった。これは、一〇六六年にノルマン人がイングランドを征服してイングランドの教会に対する王室の徹底的な管理が確立し、この重大な問題に関する短期間の論争の後、教皇が一一〇七年にロンドン教政条約を承認することによって決着がついたとき以降、慣例となったものだった。主教や大修道院長は、国王に忠誠を宣誓し（託身儀礼と忠勤の宣誓)、封建領主たちが財産の相続の承認を国王に求めたのと同じように、大聖堂や大修道院の「世俗的所有物」を国王の手から受けとるまで新たな任地に赴くことはできなかった。

ブラッドワーディーンは、このきわめて重大な意味をもった儀式を執りおこなうことによってカンタベリーの膨大な世俗的所有物を受領し、年間一〇億ドル相当の収入を保証された、王国のなかでもっとも裕福な身分を手に入れることができた。次いで、八月二一日、彼は、取り急ぎロチェスターに赴き、大主教の公式な補佐役であるその地の教区の主教の館に入った。

ロチェスターに到着した翌朝、ブラッドワーディーンは高熱に見舞われたのだが、まわりの人々は、それを旅の疲れだと考えていた。中世という時代の基準からすればかなりの年長者だった五九歳の彼にとって、その旅程と速度は、過重な負荷を強いたはずだからである。だが、その日の夕刻、彼の脚のつけ根と腋の下の窪みに黒っぽいみみずばれが発現し、医師は、新たな大主教が黒死病で死に瀕していることを知った。ブラッドワーディーンは、その後五日ほど死線を彷徨っていたのだが、八月二六日に不帰の客となった。イギリス海峡を越える船上でネズミに寄生していたノミに食われ、そのノミが病原体を保有していたに違いない。だとすれば、彼の運命は、イングランドの土を踏む前にすでに定まっていたということができよう。

この頃、人々は、すでに黒死病で死亡した死体の処理にうんざりしていた。そればかりか、疫病に罹って命を落とした病人の死体に近づくと、疫病が何らかの経路によって伝染するといった恐怖心を抱いていた。こうした恐怖心にもかかわらず、ブラッドワーディーンの遺体は、ロチェスターに埋葬されたわけではなかった。彼の遺体は、ロチェスターから三二キロばかり離れたカンタベリーに運ばれ、その地に埋葬された。彼の墓は今なおその地にある。黒死病のせいで他界した遺体をかなりの距離を厭わず移送する危険を冒したことは、人々がブラッドワーディーンに抱いていた愛情と敬意を示しているということができよう。

就任したばかりの大主教の死は、エドワードと王族にとって痛烈な打撃だった。若き王女ジョーンの他界の痛手から癒える間もなくきわめて有能な側近の一人を失ってしまったからである。王女ジョーンの命を奪って王室を悲嘆の奈落に突き落とした黒死病は、英国の知性と宗教界を代表する一人の人物の命をも情け容赦なく奪ってしまったのだ。

ブラッドワーディーンの死は、政治の数多くの舞台において影響力を行使しながら抜きん出た業績を達成してきた偉大なる公人の死にほかならなかった。一三三八年、エドワード国王とともにコブレンツに赴く途次において、彼は、国王がケルン大聖堂の建設に多大の貢献をするよう取り計らっていた。この途方もなく巨大な建築物は、第二次世界大戦のさなかにケルンが連合国による度重なる爆撃に晒されたにもかかわらず、その原型をとどめて今日に至っている。それは、ヨーロッパにおける最大のゴシック様式の大聖堂である。（これはいかにも奇妙な話だが、世界最大の規模を誇っているのは、ニューヨークのマンハッタンのアムステルダム通りと一一三番街が交差する角に建てられている監督教会派の聖ヨハネ大聖堂である。）

一三四四年、ブラッドワーディーンは、議会においてその当時彼の聖職授与権者だったダラムの主教の代理を務め、一三四七年にはエドワードとともにクレシーの大戦とカレーの攻城に従軍している。ブラッドワーディーンが本国に送った急使は、これらの戦いの勝利を国民に真っ先に知らせたのだが、一般大衆は、国王エドワードの征戦の勝利は、一つには、ブラッドワーディーンがエドワード国王のために神に捧げた祈りの結果だと信じていた。

ブラッドワーディーン自身も、そうした風聞を助長する言葉を残している。クレシーの戦いの後、彼は、国王、王族、側近たちの前でおこなった説教において「コリント人への第二の手紙」の章句に触れ、「常に我らを勝利へと導き給う神は、神が望み給う者共、有徳の者共に勝利をお与えになる」と述べている。その広い視野と比類のない名声を考えてみれば、ブラッドワーディーンの他界は、国王と王族のみならず、政治にかかわっていた多くの人々に心理的な打撃を与えたに違いない。それは、また、人の世のはかなさを如実に物語ってもいた。

トマス・ブラッドワーディーンは、ある自著において彼の両親が英国南部のサセックス州のチチェスターに住んでいたと述べている。彼は、おそらく、紳士階級、つまり、中産階級の旧家の出身だったものと思われる。彼はオックスフォード大学に入学したのだが、その当時、オックスフォードは、一九世紀以前に話をかぎれば、もっとも高い知的水準を誇っていた。オックスフォードの三〇〇〇人の学生の一人になることは（男女共学になった一九五〇年代の半ばにおいてさえ、オックスフォードの学生は、僅か七五〇〇人程度にすぎなかった）、たとえ名目的にではあれ、聖職者の道を歩むことを意味していたのだが、これは、ブラッドワーディーンが自らの本分として誠実に追い求めた役割だった。

ブラッドワーディーンは、哲学と神学の分野におけるヨーロッパ最良の知性の持ち主のなかでもとりわけ聡明な学究の一人だった。一三二一年には三〇歳にしてすでに全寮制の学部在学生の新たなカレッジであるベイリャル・カレッジの個人指導教師を務めていたのだが、このカレッジは、スコットランドの領主が同国人の若者のためにオックスフォードに寄付したものだった。一三二三年には、哲学と神学の修士を獲得し、文学修士としてオックスフォードで二番目に古い（あるいは、もっとも古い）マートン・カレッジの教授陣に加わった。

マートン・カレッジは、パリ大学などの研究者たちと競合しながら、主として物理学、天文学、数学といった自然科学に精励していた研究者グループの中枢を形成していた。こうしたすぐれた研究者グループに加わったブラッドワーディーンは、速度に関する論文を発表することによってカレッジの花形的な存在になり、それ以降も神学に関する主要な論文を出版している。

ブラッドワーディーンは、宇宙とは無限の空間であって、その中に地球ばかりでなくそのほかの世界を創造し給うた神は、宇宙全体の統治者であると論理化しているのだが、こうした概念は、きわめてレヴェルの高いものだった。天体物理学に関する彼の論文は一六一八年まで出版されなかったので、その手書き原稿を目にした人たちの数は、中世においてはごくかぎられていた。したがって、空間と宇宙に関する彼の革新的な学説は、オックスフォードの外部ではほとんど知られていなかったとはいえ、ブラッドワーディーンの学説は、オックスフォードの同僚に強い印象を与え、彼は、第一級の理論家として高い評価を勝ち得ていた。

宇宙とは神が統《す》べる無限の空間であって、神は、その中に地球以外の世界を創造することができるという彼の理論は革命的なものだった。それは、地球は神が創造した唯一の世界であるとする中世の自己中心的な思い上がりと決別する理論であるとともに、生命体を有する別の世界が存在しているという近代的な認識に至る道を切り拓くものだった。それゆえにこそ、それは、また、私たちの世界の単一性、人の生命と神のかかわりを脅かす類いのものにほかならなかった。

ブラッドワーディーンは、そうした理論が内包していた概念を発展させようとはしなかったのだが、それは、おそらく、そうした概念が中世の宗教と道徳的な信条の中核を脅かす類いのものだったからだと思われる。彼は、自らの理論を、論争を引き起こす恐れの少ない天体物理学の領域にとどめることに甘んじていた。

ブラッドワーディーンは、アカデミズム以外の世界において達成したいと望んでいた大きな野望をもっていた。神学と道徳の領域における派手な論争の中心人物になってしまったとしたら、彼の職業上の可能性は狭められてしまったことだろう。

ブラッドワーディーンは、アカデミズムの世界で得た名声に満足してはいなかった。体制に対して順応的な気質の持ち主であり、教会と公的な生活における栄達を望んでいた彼は、トントン拍子に出世していった。教会のいくつかの役職を歴任した後、彼は、ロンドンの聖パウロ大聖堂の首席司祭、国王の聴罪司祭、さらには、カンタベリーの大主教に就任した。巧みな処世術によって教会組織の頂点にまで昇りつめた彼は、しかしながら、就任後ほんの二カ月ばかりのうちに黒死病のせいでこの世を去ってしまったのだ。

中世においては、アカデミズムの第一級の知性がカンタベリーの大主教に就任する事例は稀だった。だが、これは、カンタベリーの大主教が教養もそれほど高くなく、初期キリスト教文献に用いられていた難解なラテン語に関する学識が不十分だったことを意味しているわけではない。（大学を中途退学したのでラテン語が読めず、イングランド最良のラテン語学者を雇用してフランス語に翻訳してもらっていたトマス・ベケットはその例外の一人である。）

第一級の哲学者、神学者でありながらカンタベリーの大主教に選任されたブラッドワーディーン以前の最後の人物は、一二世紀の初頭に活躍した聖アンセルムだったのだが、大主教としての彼の言動はひどく手際の悪いものであって、国王とあらずもがなの論争を引き起こし教皇の怒りを買ったばかりか、カンタベリーの修道士たちを排他的な同性愛の若者たちの「同好会」に変えてしまった。

ブラッドワーディーンがカンタベリーでおこなおうとして果たせなかったことを推測するにはさほどの想像力など必要ではない。彼は、理論家としては、胆倪すべからざる人物であり、彼の神学は、黒死病に対して人間がとりうる手段と符合していた。絶対者であり、無限の存在である神は、全面的に人間の理解を超えているとブラッドワーディーンは考えていた。愛であれ死であれ、神のはからいは、人間の知性では合理的に推し量ることはできない。神が下し給うた運命に対して人間がとることができる手段とは、忍耐と祝福だけであり、解釈ではない。だが、たとえそうだとしても、人間には、自然界を分析し、理解しようとする合理的な能力が生まれながらにして備わっている。

こうした哲学は、最終的には、その七世紀後に感染症と正面切って闘うだけの力を秘めた近代医学を生み出したのだが、これは、黒死病の時代にあっては想像をはるかに越えた世界だった。

ブラッドワーディーンは、一二四〇年代に端を発したオックスフォードの偉大な知的な運動がたどりついた最終的な成果だったのだが、そうした栄誉を担うべきもう一人の人物は、彼の死の一年前に遥かかなたのバイエルンのミュンヘンで同じく黒死病のせいでこの世を去った、イングランドのフランシスコ会の革新的な哲学者ウィリアム・オヴ・オッカムである。

オッカムは、一三四八年には六〇歳代半ばの高齢であり、一四世紀の二〇年代以降イングランドを離れていた。オッカムは教皇の、さらには教会全体会議の絶対的な権威すら軽視しており、その必然的な結果として、アヴィニョンの裁判所から注視を浴びないわけにはいかなかった。そんなわけで、彼は、異端審問の場に出廷を求められた。フランスやイタリアのようなローマ法を継承している国々では今でもしばしば見られることなのだが、その当時、枢機卿と教会の法律家によって構成されていた委員会による審問は、果てしがないほど長たらしいものだった。

二、三年もするとオッカムは、狂信的であるとともに腐敗していたアヴィニョンに嫌気がさしてしまい、教会の制約を無視していたバイエルンのドイツ皇帝ルートヴィヒ四世の宮廷に赴き、その庇護を得た。教会と国家の関係のうち境界線が判然としない事柄に関する教皇の権利を拒否していたルートヴィヒ四世は、オッカムのような急進的な聖職者に庇護の手を差し伸べていたからである。

ミュンヘンの宮殿においてオッカムは、かつてパリ大学の教授を務めていた挑発的な思想家であるとともに作家だったイタリア生まれのマルシリオ・ダ・パドヴァと親交を結んだ。マルシリオが大学院生だった頃、パリ大学は短命に終わったとはいえ、民主主義的な改革を試みたことがあるのだが、このとき彼は、理事に選出され一年間その職を務めたことがあった。世間を驚かせた著作『平和の擁護者』においてマルシリオは、教会が教皇権も含めたすべての側面において国家に従属するよう求めた。こうした手段によって世俗に権力を集中させることによってのみこの世の平和を確保することができるとマルシリオは説いたのだ。ウィリアム・オッカムとマルシリオ・ダ・パドヴァは、それぞれ少しばかり異なった角度から教会と社会に対して教皇がもっていた組織的な権力に攻撃を加えていたのである。

ブラッドワーディーンは、オッカムやマルシリオがとった教皇権への正面攻撃には同調しようとしなかった。アヴィニョンの教皇と教皇を補佐していた枢機卿の言動にいかなる意見をもっていたとしても、彼は、それをけっして口外しようとはしなかった。政治と社会に対してブラッドワーディーンは、体制に順応した保守的なスタンスを保っており、プランタジネット王家とアヴィニョンの教皇が少しばかり頑なな、だが、形式的には良好な関係を維持しているかぎりにおいて、エドワード三世と軍国主義的な国家に衷心の忠誠を尽くし、また、教皇権に対しても、少なくとも外面的には柔順だった。

ブラッドワーディーンは、科学、哲学、神学といった学問分野においてはオッカムと同じような知性の持ち主だったのだが、教会の組織の理論については異なった考え方をもっていた。一二三〇年代のオックスフォード大学においてこうした知的な運動の先鞭をつけたのは、リンカンの町中で物乞いをしていた孤児から裕福で有力なリンカンの監督司教にまで立身し、オックスフォードで学んでいたフランシスコ会の修道士たちの新たなグループを指導したロバート・グローステストだった。グローステストのこうした立身出世のきっかけの一つは、子供のとき王位を継承したヘンリー三世の家庭教師として、幼い国王に施した周到な教育に対して与えられた評価だった。

グローステストは、正式にはフランシスコ修道会の修道士ではなかったのだが、イングランドにおける彼らの公的な保護者であり、彼らが常用していたグレーの衣服を身に着けることもあった。その当時、オックスフォードは広大なリンカン教区の一部に位置づけられており、専任の主教はいなかった。グローステストは、リンカンの主教としてオックスフォード大学の学長（今日のアメリカの大学の理事長に相当する地位）を務めていた。グローステストは、こうした公務の傍ら大学の知的な活動にも参加し、哲学と神学の多岐に渡る主題について数多くの論考を立て続けに執筆していた。

彼は、また、先駆的な実験科学者でもあり、歴史学者のなかには彼を実験科学の祖と位置づけている人たちもいる。光学に関する彼の論考を実施に応用することによって矯正近視鏡が発明されたのだが、この近視鏡は、ローソクの乏しい明かりのもとで長時間読み書きに精励しているうちに視力を損なってしまった修道院の書記や大学の学者たちにとってはこの上ない福音だった。

一二二〇年頃、ローマカトリック教会による強力な督励と指導のもとにアッシージの聖フランチェスコによって創設されたフランシスコ会修道士（小さき兄弟会士）の集団は、貧しい人たちのための社会福祉活動に献身し、アカデミズムの理論とはかかわりをもたないことを標榜していた。それは、新たに形成されたもう一つの伝道者集団であるドミニコ会の修道士の使命だったからである。一二六〇年頃までには、ドミニコ会修道士は、教師であるとともに多作な執筆家でもあったアルベルトゥス・マグヌス、さらには、その弟子で師よりも高名でさらに強い影響力をもっていた、ドミニコ会修道士に改宗したナポリの貴族トマス・アクィナスの活躍によって、パリ大学の哲学と神学の大学院をまさに席巻していた。

その一方、イングランドのフランシスコ会の修道士たちは、グローステストの指導のもとにオックスフォードの知識階級の前衛を形成していた。一二七〇年頃には北ヨーロッパの二つの大学は、それぞれフランシスコ会とドミニコ会の修道士の指導のもとに、ローマカトリック教会という一つの文化の枠組みのなかで進歩的な思想において優位を占めようと競合していた。トマス・アクィナスと対抗していたのは、グローステストの跡を継いだロジャー・ベーコン、ドゥンズ・スコトゥス、そして、とりわけ、ウィリアム・オヴ・オッカムであり、オッカムは、信仰と理性の関係についてトマス・アクィナスとはまったく異なった見解をもっていた。

それは、中世後期の思想の中核における知的な乖離であり、この二つの陣営は、一六世紀にいたるまで思想戦を繰り広げていた。オックスフォードが、一つには、宗教ばかりでなく政治の分野においても急進的になり、国家と貴族階級と敵対するようになったことによって一四世紀に勢力を失っていったとき、オッカムが切り拓いた伝統は、ドイツで新たに創設された大学において広まっていった。一五一〇年頃、マルチン・ルターは、自分はオッカミストだと語っている。ルターは、アウグスティノ会修道士であり、ドイツ東部に新たに開校した大学で神学を教えていたのである。

トマス・ブラッドワーディーンが理論家として名声を獲得していた時代のアカデミズムを支配していたのは、こうした知的背景だった。ブラッドワーディーンは、グローステスト、ロジャー・ベーコン、ドゥンス・スコトゥス、ウィリアム・オブ・オッカムとは異なり、フランシスコ会修道士、つまり、宗教的な団体のメンバーではなかった。教区司祭だった彼は、そうした身分のせいで宗教的な集団から保護と財政的な支援を得ることができなかったとはいえ、その一方では知的な自由を確保していた。

ブラッドワーディーンは、学生として、さらには、若き学監として特定の団体の支援を受けることなく自力で自らの道を切り拓かなければならなかった。こうした境遇のゆえにこそ、彼は、若い時から世間知を身につけざるをえなかったものと思われるのだが、ブラッドワーディーンと同じように早くから非凡な才能を認められていたウィリアム・オブ・オッカムは、二〇歳になりならずでオックスフォードで教鞭をとっていた。

ブラッドワーディーンは、組織の面ばかりでなく知性の面においても自由を確保していた。彼は、オックスフォードのフランシスコ会修道士の伝統のすべての学説や仮説に同意していたわけではなかった。たとえそうだとしても、彼は、一二四〇年から一三八〇年にかけて花開いた、近代以前のイングランドの大学においては、一九世紀にいたるまでふたたび目にすることができなかった偉大なオックスフォードの知的ルネサンスが生みだした人物であり、パリのトマス主義の視点とはまったく異なったオックスフォードの知的伝統の枠組みのなかで研究活動をおこなっていた。

トマス主義学派は、一二世紀の半ば頃までにスペインやシシリーのアラブやユダヤの学派（さらには、アラビア語文献）を介してアリストテレスの科学や哲学の翻訳テキストの集成がパリ大学に普及したことから発達したものである。

アリストテレスの著作は、地中海の沿岸の東部において八〇〇年から一〇〇〇年にかけてビザンチンの修道士やイスラム教徒アラブの学者たちによって翻訳され、一〇五〇年頃までには数学や医学の様々な文献とともにスペインのコルドバやシシリーのパレルモに広まっていた。それ以前に西洋に知られていたのは、アリストテレスの論理学だけだったのだが、それすら、アリストテレスの科学的、合理的な思想構造というよりもむしろ、プラトンの理想主義と神秘主義によって全面的に書き直されたものだった。一三世紀の半ば頃になるとアリストテレスの著作は、アラビア語を介することなくギリシア語から直接ラテン語に翻訳されるようになったのだが、屈託なく肥え太った愛想のよいパリのドミニコ会修道士トマス・アクィナスが手にしていたのは、こうしたより正確な訳本だった。

トマス・アクィナスの使命感を駆り立てていたのは、カトリックの教義が理性とアリストテレスの科学によってではなく、聖書、教会の権威、古代文化の神秘的、非合理的な要素によって築かれているという現実に対する懸念だった。トマス・アクィナスが、カトリック信仰がアリストテレスの理性と科学と両立しうることを提示する作業に着手したのは、すでに確立されていたこうした信仰と形式的な文化を擁護するためだった。それは、カイロのラビだったマイモニデスがユダヤ教のためにすでに試みていた神学の理論化だったのだが、そのせいでマイモニデスは、正統的なラビ団から根深い憤激を買っていた。つまり、トマス・アクィナスは、彼の師だったパリのドミニコ会修道士アルベルトゥス・マグヌスの跡を継ぎ、カトリックの信仰が広範な領域においてアリストテレスの理性や科学と両立していることを論証する作業に着手したのである。

したがって、神の顕現は、啓示と史的確実性にその根拠が求められたのだが、神の存在は、科学と論理によって証明することができた。原因が無限ではありえないからには、自然界には第一原因、つまり、造物主が存在しなければならないからである。最小限の道徳性を備えたキリスト教徒の生活、つまり、聖人や殉教者ではなく信頼に値する市民という概念は、アリストテレスの倫理学によって、具体的には、彼が唱道していた知恵と分別にもとづく中庸の道と「一羽のツバメでは夏にはならない」という主張によって解釈することができた。つまり、倫理的な行動は習慣によって条件づけられていると彼は主張したのである。国法の正当性は、自然法則（摂理）、最終的には、神授の法から導き出された。

神の目と心からすれば、自然と人間には一つの真理があるとトマス・アクィナスは主張した。人間の理知をもってしては、同時性をもったこの真理の核心を完全に実証することはできないのだが、そうした真理は実在する。それは、急進的なアラブの哲学者アヴェロエスやアクィナスの論敵だったシジェ・ドゥ・ブラバンのようなパリ大学のアヴェロエスの支持者たちが、信仰と理知、科学と天啓がひどく分離しており連続性が欠けていることを論拠として主張していた、この世には一つではなく「二様の真実」があるといった考え方に同調することに良心の呵責を覚えることに端的にあらわれていると彼は説いたのである。

ブラッドワーディーンが継承していたオックスフォードのフランシスコ学派は、トマス主義の統合の概念をまったくもっていなかった。フランシスコ学派の学者たちは、アヴェロエス支持を公言していたわけではなかったとはいえ、同じような見解に到達していた。彼らは、自然の営みの法則を確立することができる科学の世界が存在していること、その表現には数学の用語が適切であることを認めていた。だが、そうした認識は、信仰に由来する真理によって破棄されており、信仰に由来する真理とは、聖書の啓示、教会の伝統と権威、個人的な宗教体験などによって人それぞれに比率が異なる混合物のようなものだと考えていたのである。

これは、一七九五年頃にイマヌエル・カントが明確に系統だてて説き、一八六〇年から一八七〇年にダーウィンの進化論について繰り広げられた知的、文化的論争の後にアカデミズムが一般的な見解として受けいれた近代的な心的態度に近いものである。カントの哲学は、アカデミズムの研究活動にはそうした態度によってとりあえず妥協する以外の方途がありえないことを明らかにしていた。

このようにして一四世紀初頭のオックスフォードのアプローチは、最終的には、近代という科学の世界をもたらし、その世界は、一九四〇年頃に達成された抗生物質の開発以降、感染症の蔓延に対して具体的な対抗手段を取ることができるようになった。オッカムとブラッドワーディーンは、（一四世紀初頭のパリの哲学者ジャン・ビュリダンとともに）理論的には妥当な解釈にたどりついていた。だが、一部の歴史学者から近代科学の嚆矢と高く評価されている二人の卓越した科学的な研究には、黒死病の対抗手段として有益な具体的な成果といったものは、いかなる意味合いにおいても、まったく見当たらない。

まず最初、二人は、物理学研究にのみ従事していたのだが、この学問分野の前途は、アラブ世界、さらに起源を遡ればインドに由来する代数の知識が不十分だったことから一六世紀まで封印されていた。後に化学へと発達する学問も研究されていたとはいえ、錬金術という袋小路に閉じ込められ身動きがとれない状況だった。生物医学への道のりは、神の似姿として創造された人体の解剖への関与を厭う気運と、特定の病原体を運んでいる微生物の研究ではなく、健康は「体液」のバランスの維持に依拠していると説いた紀元前二〇〇年のガレノスの医学理論へのこだわりによって閉ざされていた。

一六〇〇年頃には顕微鏡が開発されたとはいえ、一八七〇年代以前にはその性能がさほど強力ではなかったことから、科学者たちは、疾病を引き起こす細菌を目にすることができなかった。そんなわけで、ブラッドワーディーンをはじめとするオックスフォード学派によって理論物理の分野においてかなりすぐれた研究が達成されていたとはいえ（こうした研究者にとってアリストテレスの誤りを指摘することは比較的容易だった）、オックスフォードの第一級の知性といえども、黒死病を説明する手立てをまったくもっていなかったのである。

医師たちは、疫病の原因を生理的なバランスの欠如に求めていたのだが、疫病の猖獗を前にしてそうした診断は説得力を失ってしまい、それとは異なった解釈が提示されるようになった。国王によって召集されたパリの最高権威者集団は、問題の所在は占星学的なものであって、木星の宿の中に土星があるせいだと大真面目で宣告した。

倫理学者たちは、当然のことながら、疫病は人々が犯した罪に対する天罰だと断罪し、また、説教者たちは、こうした伝統的な解釈をやっきになって広めていたのだが、それは、善人も悪人もひとしなみに黒死病の犠牲になっている現状を前にしては説得力をもっていなかった。その一方では、ヘビが疫病を運んでいると考えていた人たちもいれば、ユダヤ人の陰謀のせいだと非難していた人たちもいた。

一四世紀のドイツにおいては、疫病はユダヤ人の陰謀、つまり、ユダヤ人が井戸に毒物を投入したとの非難が広く受け入れられていた。だが、イングランドやフランスにおいては、こうした非難は疫病のもっともらしい理由づけにはなりえなかった。ユダヤ人は、すでに一二九二年から一三〇六年にかけてアルサスを除くすべての地域から追放されていたからである。

黒死病は、トマス主義が知的な袋小路に閉じ込められていることを明らかにする効果をもっていた。それは、自然の営みのプロセスを決定するには数量化が必要だという認識、具体的には、実験が決定的な重要性をもっていることにまったく気づいていなかったからである。トマス主義は、科学に対して極度に観察的、修辞的なアプローチをとったばかりか、とりわけアリストテレスの間違った物理学から脱却することができなかった。

トマス主義は合理的に構築された世界を前提としている進歩的な哲学であって、その上辺だけをとりあげてみれば、偏見にとらわれていないようにみえる。だが、ブラッドワーディーンは、この世が合理的ではないことを弁えていた。この世は、不可解な恐るべき造物主に支配されており、そのはからいは、黒死病のように人間の解釈を拒んでいたからである。

最終的には疫病を克服した近代の科学と医学への道のりの第一歩は、この世界を、そして、おそらくは、そのほかの世界をも支配している予測できない恐るべき絶対的な権力をもった神性を、信仰にもとづいて情念的に受け入れることにほかならなかった。科学者たちは、次いで、実験と数量化という手段を通して自然の営みの複雑なプロセスを、きわめて小さな切片において理解しようとする道を突き進んでいった。

これは、ブラッドワーディーンやオッカムといったオックスフォード学派の学者たちが提唱していた道筋であり、その道筋をたどった研究者たちは、数世紀という長い時間的な経過が必要だったとはいえ、ついには、生物医学に基礎づけられた近代医学を生み出したのである。一六世紀に入ってカトリック教会公認の哲学に認定されたトマス主義は、自由主義的な教義、神慮に対するオプティミズムを生み出したのだが、近代的な知性とはまるで無縁だった。

トマス・アクィナスは、中世世界の最大級の知性であるとともに一大勢力を築き上げた思想家、著述家だった。法哲学の分野における彼の教義の一部は、自然法論理という名称によって今日なお命脈を保っており、合衆国の著名な大学の法学部には未だにその教義を信奉している自由主義的な学者が数多くいる。

ユダヤの思想家マイモニデスが一二世紀に切り拓き、トマス・アクィナスが追究した道筋は、その当時の人々を引きつける強い力をもっていたとはいえ、それは、近代科学をもたらす類いのものではなかった。近代科学は、最終的には西ヨーロッパの文明をそのほかの文化と区別する一つの基準となったのだが、それが到達されなければならない目的であったとしたら、トマス主義は、それを用意する要因を何一つとして含んでいなかった。それは、聖書の信仰と世俗の学問の厳密な両立を追究したものだからである。トマス主義は、重要な意味をもったすべての知の統合（学問的集大成）を目論んだのだが、その一方、ガリレオ、ニュートン、なかんずくアインシュタインは、細部こそ真実を発見するカギを握っていること、つまり、自然に関する知識は、自然の営みのきわめて小さな断片を可能なかぎり詳細に追究することによって得られるという、学問の現場に即した事実を理解していた。

それに対してトマス・アクィナスは、自然科学を含めたほとんどの事柄についてアリストテレスの理解が正しいという判断から出発した。だが、アリストテレスは、科学の多くの分野において間違っており、一三世紀末から一四世紀の思想家たちはそれを理解するようになったのだが、そうした理解は、必ずしもオックスフォード大学の学者たちにかぎられていたわけではなかった。

ブラッドワーディーンとオックスフォードの同僚たちは、近代科学への道筋を確立したわけではなかった。その種の試みの再開には、代数と実験機器が格段に発達し、科学とアカデミズムの環境が大幅に改善された一七世紀を待たなければならなかった。たとえそうだとしても、トマス・アクィナスとはまったく異なった方法論をもっていた大主教ブラッドワーディーンは、そうした道筋そのものは理解していた。その道筋とは、細部に神経を集中し、それを数量化という手法を用いて分析することであり、科学と神学の総合を強引に推し進めてはならないというテーゼにほかならなかった。新たな大主教が黒死病に命を奪われるようなことがなかったとしたら、近代への道筋は、異なった軌跡を描いていたのだろうか？　イングランドにおける近代科学の歴史は、一七世紀末のケンブリッジではなく、一四世紀のオックスフォードとともに始まっていたのだろうか？　サー・アイザック・ニュートンやアルベルト・アインシュタインの伝記は、偉大な知性がそれなりの権限をもってアカデミズムに指導的な役割を果たすことができれば、知の領域において革命を引き起こすことができることを明らかにしている。

第六章　有産階級の男女

一三四〇年におけるイングランドの富の九〇パーセントは、土地から生み出されていた。こうした土地のうち四〇パーセントを所有していたのが国王、王族、さらには、公爵、伯爵、男爵といった称号をもった上流貴族階級であり、教会や修道院といった聖職者の組織が所有していた土地は三〇パーセントに達していた。残りの三〇パーセントのほとんどを所有していたのは、一五世紀において紳士階級と呼ばれるようになった田舎の上位中産階級であって、後にヨーマンと呼ばれるようになった自由農民が所有していた土地は、せいぜい二パーセント程度にすぎなかった。

黒死病が流行する以前のイングランドでは、紳士階級は、女子供を含めてほぼ五〇万人ばかりの人口を擁していたものと思われるのだが、一四〇〇年頃にはその数は半分に激減していた。こうした紳士階級の収入は、今日の合衆国の中産階級と同じように大きなばらつきがあったのだが、今日の金額に換算して、年収ほぼ五万ドルから三万ドル、おそらく、四万ドル相当だったものと思われる。下位の紳士階級は郷士、上位の紳士階級は騎士と呼ばれていたのだが、これは、いずれも、もはやひどく時代遅れとなってしまっていた軍事集団をあらわす言葉だった。騎士の身分をもっていた一家の家長は、「サー」の称号を使うことができたし（今日においてもそうした事情は変わらない）、その妻には「レディー」の敬称が与えられた。しかしながら、裕福な紳士階級の一族のうちかなり多くの人たちは、国王から正式に騎士の身分を授けられる状況を避けようと努力した。というのも、れっきとした騎士という称号を得てしまうと、軍務と納税の負担が増大したばかりか、体面の維持に必要とされる交際費が家政を圧迫したからである。

結婚して子供を得て財産を相続させることは、紳士階級の人々の生活の中核をなしていた。一四世紀の紳士階級の一家は、フランスとの戦争において戦利品を獲得することによって、あるいは、これはさほど一般的ではなかったとはいえ、私有地の周到な管理によって国王の思し召しに適えば、平々凡々たる境遇から身を立てることができた。

だが、社会的、経済的な地位を押し上げるもう一つのごくありふれた手段は幸運な結婚だった。広大な土地付きの花嫁を娶って跡取り息子に恵まれれば、一家は、世代を越えて財産を守っていくことができたからである。

その一方、さほどの資産をもっていない一家から花嫁を娶れば持参金もかぎられていたし、また、たとえ資産家から花嫁を娶ったとしても、妻が死んでしまうと込み入った法的な措置によって妻が持参金として一家にもたらした土地のほとんどを妻の実家に召し上げられてしまうこともあった。嗣子に恵まれなかったり、寡婦があまりにも長生きしすぎて一家の家計を圧迫することも稀ではなかった。

こうしたことが度重なれば、いかなる名家といえども、家産が傾いたり、家系が途絶えるといった非運を免れることはできなかった。世代の交代と財産のこうした関係は、一四世紀の紳士階級の人々にとっておそらくもっとも重大な関心事だったに違いない。

結婚、出産、死亡、相続といったプロセスを途方もなく大きな龍巻きさながらに吹き飛ばしたのが黒死病だった。黒死病は、紳士階級、とりわけ、紳士階級の男子に通常よりもはるかに高い死亡率をもたらすことによって、数多くの名家の安寧、財産、社会的な地位をその根底から揺るがした。世代を越えて一家が維持してきた資産は、突然、遠縁の一族に吸収されてしまい、数多くの栄えある家名が社会と歴史からその姿を消してしまったのである。

黒死病がもたらした一門の内輪もめとその結果として引き起こされた果てしない訴訟から利益を得たのは二つのグループの人たちだった。その一つは、「普通法弁護士《コモンローヤー》」と呼ばれていた人たちであって、この名称は、宗教裁判所における訴訟を手掛けていた民事法（ローマ法）弁護士と区別するためつけられたものだった。

普通法弁護士は、ロンドンのウエストミンスターの四つの法律学校（かつては裁判所の付属機関だったこれらの学校は今なお同じ場所にある）の卒業生だった。こうした弁護士たちは、紳士階級の財産の保護、拡大、防衛によって生計を立てていた。普通法弁護士は数がかぎられていたので、手数料も高額だったのだが、紳士階級の人々は誰であれ、弁護士の世話にならずに長期に及ぶ訴訟を乗り切ることはできなかった。中世のイングランドの刑事訴訟においては、被告は弁護士を立てることが許されていなかったので、刑事訴訟弁護士業はほとんど成り立つ余地がなかった。

財産と相続をめぐる訴訟を専門的に手掛けていたこれらの弁護士の多くは、名だたる一族と終生雇用契約を結んでいた。彼らが請け負っていた任務はけっして容易なものではなかったし、一通りの法律の知識だけで処理できる類いのものではなかった。財産法は、今日の合衆国と同じように臨時立法ばかりでなく、判決によっても頻繁に変化していたからである。彼らは、また、高度に専門化された言語である法律用フランス語で込み入った書類を作成する専門家であらねばならなかったし、法廷で用いられていたラテン語と英語にも応分の知識をもたなければならなかった。なかんずく、弁護の専門家として法廷に出廷する資格をもっていた彼らは、自主的にものを考え、裁判官と陪審員を前にしてほんの少しばかりの備忘録を携えただけで、あるいは、そんなものはまったく使うことなしに、途方もなく込み入った問題を何時間、何日となく立て続けに論じなければならなかった。

こうした問題を処理する専門的な知識を身につける必要に迫られていた彼らは、不動産法の体系を確立していったのだが、その大部分は今なお効力をもっている。こうした悪戦苦闘を体験したことがある一三五〇年頃の弁護士であれば、合衆国の第一級のロースクール（大学院レヴェルの法律家養成機関）で再教育講習をほんの六カ月も受ければ、今日施行されている財産法や不動産法に習熟することができることだろう。合衆国のすべてのロースクールにおいて、新入生が最初の半年で履修しなければならない科目の一つは「所有権」なのだが、その原理と訴訟手続きは、黒死病が紳士階級に引き起こした大量の死者と混乱のなかで力量を高めていった、一四世紀のイングランドの弁護士たちが自らの経験にもとづいて作りあげたものだった。

弁護士と同じように疫病から利益を得たのは、紳士階級の女性たちだった。普通法《コモンロー》は寡婦を保護する法的手続きを有していたのだが、これは、一つには、紳士階級の地主たちが、妻が出産などで三〇歳頃に死亡してしまうことが多かったことから結婚を何度となく繰り返したことに起因している。

一家の財産を相続したのは、一般的には、最初の妻が産んだ跡取り息子であって、寡婦となった二人目、あるいは、三人目の妻は、嗣子の継母に当たるのだが、嗣子より年下であることも稀ではなかった。エディプスコンプレックスにもとづく緊張状態（父親の三番目の妻であり、今では寡婦になったとはいえまだ若い性的魅力のある女性が父親が残した財産を食い尽くそうとしているという感情であって、これは、シェークスピアやハリウッドはとり上げていないとはいえ、私たちの生活にとって本質的な筋立ての一つである）は、利己的な欲望が幅を利かせていた冷酷なこの世では、継母の、あるいは、生みの親であったとしても、その面倒をみたくないという嗣子の貪欲を募らせる恐れがあった。

そんなわけで、法がこうした状況に介入し、すべての寡婦は、終生、夫の私有地から上がる利益（土地そのものではない）の三分の一に相当する「寡婦産」を受け取る権利を有すると定められていた。その前提条件として、寡婦は、夫の死後四〇日以内に一家の住居から立ち退かなければならなかった。だが、一家の私有地から上がる収入の三分の一を手にすることができれば、寡婦は、ほかの場所で快適な生活を送りながら亡夫の称号を継承している寡婦という身分を威厳をもって保つことができた。

寡婦給与と呼ばれていた複雑な法的契約は結婚前の合意事項であって、寡婦は、結婚持参金として実家から与えられた土地の一部、あるいは、そのすべてを自分の名義に変えることができたのだが、これは、花嫁の実家が上方階層への移動志向をもった花婿よりはるかに裕福だった場合、ごく一般的にとられた法的措置だった。中世末期の大量の訴訟とその経緯を羊皮紙に記した、途方もないほど膨大な法廷公文書は、継母が受け取るべき寡婦産の支払いと結婚持参金の返還を俗悪な嗣子が拒否したことに端を発していたのだが、嗣子を訴えたのが生みの親だったことも稀ではなかった。

その常套手段の一つは、寡婦産の登記を拒否し、寡婦を先行きの不安から生まれる欲求不満と、手許不如意を体面をつくろって隠さなければならない窮状に追い込むという遣り口だった。次いで、嗣子と寡婦のそれぞれの弁護士が事態を解決する調停をとりまとめる運びになるのだが、寡婦が手にすることができたのは、法律によって厳密に定められた額よりずっと少ないものだった。合意が達成できなかった場合、とりわけ、寡婦が援助してくれる有力な親戚をもっていたときには、場所を法廷に移して是非が争われたのだが、そうした訴訟の決着には何年もの、状況によっては何十年もの歳月を要したのである。

紳士階級の一家にとって最悪の事態は、男女いずれの子供もまったくいないという状況だった。摘出の息子も娘も父親より早死にしてしまい、父親には跡を継ぐ兄弟もいない。疫病が流行していた時代にはそうした状況に拍車がかかったことは言うまでもないことだが、そうした強烈な衝撃がなかったとしても、こうした状況はきわめて頻繁に生まれていた。黒死病が流行する以前ですら、裕福な紳士階級と貴族階級の一門のうち一年につき五パーセントが、直系相続者がいないため家系が途絶えていたのである。

いったんこうした状況が生まれると、そこから様々な事態が派生した。国王は、その家系が途絶えたことを宣言して財産を国庫に没収し、それをまったくかかわりのない一門に与えたり売り渡すこともあった。従兄弟が途絶えた家系の財産の相続を許可されることもあったのだが、その場合、相続者がまだ姓をもっていなかったとすれば、途絶えた家系の姓を名乗ることも稀ではなかった。この種の相続の許可を得るには、通常の相続税に加えて高額の賄賂を王室の役人に積まなければならず、それは、相続者に重い負担を強いたのだが、そうした負担が相続者一代にとどまらないこともあった。

紳士階級の一家にとって跡取りが二代、三代にわたって短期間のうちに相続するといった状況も最悪の事態の一つだった。たとえば、父親、息子、さらには、孫までが、相続後ほどなくして疫病のせいで死亡し、それぞれが結婚していたということになると、三人のまだ達者な寡婦が一家の財産に対して寡婦産の権利をもつことになるからである。

四番目の男性相続人、というより、この相続人はまだ子供である可能性が高いので、その弁護士は、三人の寡婦が資産に対する寡婦産の権利を主張して一家の収入の大半を食いつぶしてしまい、新たな相続人にはごく僅かの資産しか残らないといった暗澹たる前途に直面しないわけにはいかなかった。新たな相続人が成人して先祖伝来の資産の大半が三人の寡婦に搾りとられてしまったことを知ったとき、彼は、一家の資産が被った痛手に個人的な憎悪を募らせたに違いない。

そんなわけで、機能不全に陥ってしまった一家は、心理的なストレス、家政の逼迫、苦々しい訴訟といった旋風に巻き込まれてしまうことも稀ではなかった。たとえこうした窮境から抜け出すことができたとしても、それには長い歳月が必要だった。弁護士たちは、うわべでは同情をとりつくろいながら、腹の中では着実に嵩んでいく弁護料を計算していたのである。

紳士階級の一家の中で男たちの方が女たちより黒死病の犠牲になる確率が高かったことを統計的に確認した歴史学者はこれまでのところただの一人としているわけではない。だが、そうした推測を支持している逸話なら数多くある。黒死病が猖獗をきわめた一三四〇年代の末以降の二、三〇年には寡婦の数がきわめて多かったことが明らかにされている。紳士階級の男と女の死亡率にこれほど大きな違いが生まれた理由なら容易に理解することができる。

黒死病は、ペスト、あるいは、炭疽病が引き起こした災厄だった。紳士階級の男たちは、私有地、納屋、家畜を見まわるため野良に出る機会が女たちよりはるかに多く、病原菌を運んでいるネズミや疫病に感染している畜牛にも日々接触していた。男と同じように野良仕事に精を出す女がいなかったわけではないにしても、大多数は屋内で暮らす時間が長かったので、齧歯類や家畜と日常的に接触する機会ははるかに少なかった。

生活環境の違いに由来する黒死病による死亡率の格差は、紳士階級の女たちに圧倒的に有利に作用した。女たちは、相対的に平均寿命が延びたことによって資産、自立性、地域社会における地位を向上させることができた。だが、男女間のこうした格差は、とりわけ、寡婦の保護に目配りが行き届いていた法律のせいで紳士階級の一家の家計の安定に大きな混乱を引き起こし、一家は、骨肉相食む争いに長年にわたって苦しめられたのである。

レ・ストランジュ家の訴訟は、黒死病と法廷が不運な上流階級の家族に及ぼした作用を雄弁に物語っている。レ・ストランジュ家は、シュロップシア州のウィットチャーチに住んでいたのだが、そこは、紳士階級の人たちが争って求めていた穀類の生産性の高い黒土地帯だった。裕福なレ・ストランジュ家は、野心的で家運も上向いており、上方階層への移動志向を満足させるため貴族階級の若い娘を次々と嫁に迎えていた。

だが、レ・ストランジュ家は、一三四九年に二度、一三六一年と一三七五年にそれぞれ一度勃発した疫病の流行のせいで男の跡取りがすべて早逝するという稀にみるほどの不運に見舞われてしまった。一三七五年には次の世代を引き継ぐ息子を生ませることによって男系の血筋を維持できる可能性をもった男が一家のなかにただの一人としていなくなってしまったのだ。疫病は、息子たちの命を奪って野心的な寡婦たちをこの世に残したのである。

一三三〇年代まで家系を遡ることができるレ・ストランジュ家は、当初は紳士階級の名家ではなかった。一家は、主として資産家の娘との結婚と私有地の巧みな経営によって産を成した成り上がりだった。一家の運勢を上昇させるきっかけとなったのは、ル・ジョン・ストランジュ一世が裕福な紳士階級の跡取り娘アナクレッタ・ル・ボティラーと結婚したことだった。その後の二世代においてレ・ストランジュ家の跡取り息子たちは貴族階級の娘を娶った。こうした婚姻によって一家は社会的、政治的な地位を高めたばかりか、広大な土地の所有者になる幸運を手に入れることができたのである。

だが、黒死病は、一家の幸運を打ち砕いた。ジョン一世の長男フルク・レ・ストランジュは、アール・ラルフ・オヴ・スタッフォードの娘エリザベスと結婚したのだが、アール・ラルフは、この結婚に厳しい条件をつけていた。フルクの父親は、アール・ラルフが娘の結婚につけた条件にもとづいて、一年ごとに二〇〇マルク（ほぼ五〇万ドル）相当の土地を息子夫婦に引き渡さなければならなかった。これは、ジョン一世とフルクが相前後して死亡してしまい、フルクと跡取り娘のエリザベスの結婚が短期間のうちに終わった場合、レ・ストランジュ家の資産が、エリザベスの寡婦産として確保されている土地からの収入を失うことによって甚大な影響を被ることを意味していた。

フルク・レ・ストランジュは、一三四九年八月三〇日、黒死病で他界した。だが、エリザベス・スタッフォードは、中世という時代としては高齢の天寿をまっとうして一三七六年に没した。このほぼ三〇年のあいだにエリザベスは、亡夫の財産から寡婦産を徴集したばかりか二度ほど再婚し、ジョン一世がアール・ラルフから婚姻の許可をとりつけるため息子とエリザベスに引き渡さなければならなかった資産をたっぷりと手に入れた。そんなわけで、土地は、最終的には、エリザベスの三人目の夫レジナルド・ロード・コバムの手に移ったのである。

非運に見舞われたレ・ストランジュ家にとって事態は、さらに厄介で錯綜したものになる。ジョン一世の跡取り息子フルク・レ・ストランジュは一三四九年の八月に黒死病で死亡したのだが、ジョン一世その人も、その僅か五週間前に黒死病でこの世を去っていた。裕福な紳士階級の一家にとってこうした打撃は、今日の株式市場に比喩を借りれば、すべての資産を株券という形で所有していたとき株価が六〇パーセントも暴落した状況に相当していた。

アナクレッタ・ル・ボティラーは、亡夫ジョン一世の死後も命を永らえ、疫病がふたたび流行した一三六一年にこの世を去った。これは、レ・ストランジュ家では二人の寡婦アナクレッタ・ル・ボティラーとエリザベス・スタッフォードが存命であり、二人とも勢力家の生まれだったことから、寡婦産の権利を法律を厳密に適用して行使できたばかりか、持参金としてもちこんだ土地からもたっぷりと収入を得ることができたことを意味していた。寡婦は夫の死後四〇日以内に一家の住居から立ち退くという慣習があったにもかかわらず、アナクレッタは、寡婦として過ごした一二年のあいだシュロップシア州のウィットチャーチの一家の住居に住んでいた。彼女は、持参金としてレ・ストランジュ一家にもちこんだ土地のうち、自分と亡夫ジョン一世の持ち分だった土地をそのまま所有していた。また、息子のジョン二世が財産権をもっていた別の土地を一年につき二〇マルク（三〇〇〇ドル）ばかりのきわめて安い料金で賃借りしていた。

黒死病が間欠的に猛威をふるっていた中世において繰り広げられていたレ・ストランジュ一家の哀れな物語はさらに悪化した。ジョン二世は、母親のアナクレッタが一三六一年にこの世を去ったとき、父親が所有していた土地の一部を自分のものにすることができたのだが、彼自身、その年に疫病に命を奪われてしまった。その結果、レ・ストランジュ家の土地収入によって面倒をみなければならない三人目の寡婦がとり残されたのだが、ジョン二世の妻だったメアリーは、アランデルの伯爵（後の公爵）の娘というきわめて高い身分の持ち主だった。

メアリー・アランデルの面倒をみるとなると、それは、彼女の生活様式に見合ったものでなければならなかった。彼女は、上流貴族の出身だったばかりか、地域社会を牛耳っていたトップレディーだったからである。彼女は、一家のほとんどの収入、つまり、レ・ストランジュ家が受け継いできた不動産を一三九六年に他界するまで所有していた。メアリーの死後、残されていたレ・ストランジュ家の土地は、ジョン二世の娘アナクレッタと結婚したリチャード・タルボットの手に移った。

リチャード・タルボットにとってこの縁組みによって遺産を手にしたことは時宜を得たものだった。彼の父親ギルバートは、巨額の負債をかかえてロンドンで獄に繋がれていたからである。彼の負債は、フランスとスペインにおける利益を生まない軍事行動にあまりにも長期間服務していたせいだった。

百年戦争に従軍した紳士階級のすべてが略奪や、名門の子弟を捕虜として稼ぎ出した身代金によって大金を懐にしたわけではなかった。自腹を切って黒太子やジョン・オヴ・ゴーントに従軍し、投資した時間と金銭を取り戻すことができなかった人たちも少なくなかったからである。レ・ストランジュ家の資産を相続することによってにわかに裕福になったリチャード・タルボットは、父親を獄から解放し、この老兵は、一三八七年、戦地のスペインで疫病のせいでこの世を去った。彼は、あくまでも戦士として生きたのだが、その衰えていた体力は、疫病に抗することができなかったのだ。

かくてレ・ストランジュの家名は、紳士階級の歴史から消え去ってしまった。その一方、タルボット家のリチャードとアナクレッタ夫妻は、ウィットチャーチの私有地の管理に手腕を発揮し、疫病が猖獗をきわめていた一三四八年から一三四九年にかけて落ち込んでいた収入を改善することができた。こうした改善の一部は、商業が活性化して農作物の市場価格が上昇したため、その魅力に引きつけられた小作農たちが集まってきたことに起因していた。

全体的にみてみれば、ウィットチャーチの事例は、疫病が経済に与えた衝撃が農村を直撃したのは少なくとも一世代後だったという、今では広く受けいれられている経済歴史学者の見解を裏書きしている。一三七〇年代の穀物価格の下落ですら、機略縦横の手段を駆使して収入の増加に怠りなかった慎重な地主階級にすぐさま災厄をもたらしたわけではなかった。リチャード・タルボットは、一三九六年に死を迎えた頃には、ウィットチャーチから上がる収入を二五パーセント、荘園全体から上がる収入を一〇パーセントばかり増大させていた。

だが、相次ぐ疫病の蔓延と、人口の減少に歯止めを掛けることができなかったせいで事態はしだいに悪化していった。荘園制度にもとづいた経済にとって、こうした条件を克服しつつ偶発的な事態からすぐさま立ち直ることは困難だったからである。こうした偶発的な事態とは、一三九一年の疫病の猖獗、一四二八年の凶作、一四三四年の洪水だった。

だが、こうした事態とは比べ物にならないほどの意味をもっていた惨禍は、一四一〇年代におけるウェールズとの戦いだった。一四〇四年にウェールズのテロリストたち（今日のオックスフォードでは、彼らは自由の戦士と呼ばれている）の侵入を許したウィットチャーチは、全焼に近い被害を被ったのだが、この被害はあまりにも甚大だったので、その後五年間にわたって小作料の徴集が免除されたほどだった。

ほぼ一四一〇年以降、タルボット家は、一家の私有地の耕作をそれまで通り維持できるだけの労働力を確保することができなくなった。そこで一家が選んだのは、一五世紀においてそのほかのほとんどの地主たちがとった手段だった。一家は、私有地をいくつもの農地に細かく区分けし、より裕福で進取の気性に富んだ農民たちに賃貸（借地）したのである。借地権をもったこうした自作農のなかから新たな階級である紳士が生まれたのは、一五世紀の末葉のことだった。

かくて、宏大な私有地をもった地主階級たらんとしたレ・ストランジュ家のジョン一世の壮大な夢、一家が地域社会において長年にわたって維持していた高い地位、世人の敬意を集めていた栄えあるレ・ストランジュ家という家名は、そのすべてが水泡に帰したのだ。こうした事情は、タルボット家についても変わらない。黒死病と特権に恵まれた寡婦たちこそ、こうした没落劇の駆動力にほかならなかった。

黒死病が引き起こした高い死亡率は、一家の女たちが生きのび、男たちが早逝するという物語をこのほかにも数多く生みだしているのだが、ボルドーでワインの醸造と販売に従事していたレイモンド・ル・クラークの家族の物語もその一つだった。一三四〇年、クラークは、ボルドー近郊の土地と資産を分割して二人の息子と四人の娘に分け与える込み入った長文の遺書を作成した。それによって長男のジャンは、資産のほとんどを、次男のギヨーム・アルノーは、市場価値のきわめて高いブドウ園を相続した。その見返りとして、ジャンは、四人の姉妹のうちマーガレットとガヤの結婚に五〇〇ポンド（ほぼ五〇万ドル）の持参金をつけなければならなかった。そのほかの二人の姉妹については財産分与が規定されていなかったものと思われる。

レイモンド・ル・クラークは一三四六年にこの世を去った。その一年後、疫病が彼の目論みを完膚無きまでに打ち砕いてしまった。最終的には、死を免れたのはガヤだけであって、ガヤとその夫がすべての遺産を相続した。ガヤは、いちやく名流婦人になったのだ。一三五一年、ガヤは、ボルドーの資産の管理を夫と弁護士に委ねて居心地のよい郊外に居を移した。

黒死病が名家の遺産相続に引き起こした非運と没落はレ・ストランジュ一家にかぎられていたわけではなかったのだが、これは、今日の社会に例をとれば、株式市場の大暴落がアメリカの大富豪に与える影響といくらか似ているということができるかもしれない。たとえば、ヘースティングズ家の物語は、シェークスピアの喜劇のような趣を帯びている。

ノーフォーク州エルシングのサー・ヒュー・ヘースティングズ（一三四七年没）の霊廟は、いくつかの意味合いにおいて、黒死病によって吹き飛ばされてしまった世界を象徴している。彼の霊廟に建てられている記念碑のスタイルは、疫病の直後の時代では他に類を見ない美的な洗練を達成しているのだが、記念碑の図像の主題は、名門貴族の領土が激烈な競合によって通常よりも早く一族に相続されていく過程において、一族の調和が激しい不和へと様変わりしていった歴史を物語っている。

美術史家のポール・ビンスキーは、サー・ヒュー・ヘースティングズの霊廟のいくつかの印象的な記念碑が一三四〇年代に活躍していたロンドンの著名な工房の作品であると結論づけている。この工房のスタイルは、芸術的な精緻さと結合した充溢と大胆さを示しており、折衷主義という特色をもっている。一三四七年に建立されたサー・ヒュー・ヘースティングズの霊廟は、とりわけ聖母戴冠の図像にイングランドと大陸の影響が精妙に混淆されているのだが、そうした趣は、サー・ヒューの肖像の上に馬にまたがった聖ジョージの肖像を配した構成にも見て取ることができる。

こうした混淆は、おそらく、エドワード三世がフランスに対してとった軍事行動を介して大陸からイングランドにもたらされたものだと思われる。サー・ヒューは、彼自身、クレシーの戦いに従軍している。この工房が隆盛をきわめたのはごく短期間のことだった。一三四九年以降、この種のスタイルの記念碑はイングランドからまったく姿を消してしまったのだが、その道の専門家たちは、製作を手掛けた芸術家が黒死病でこの世を去ってしまったか、それとも、疫病の蔓延の結果として工房の維持が不可能になってしまったに違いないと考えている。サー・ヒューの肖像画の側面には、国王エドワード三世を筆頭に、戦友であるとともにガーター勲爵士でもあるスタッフォード伯爵のラルフ、親族の一人であるロード・グレー・オヴ・ルーシンのロジャーなど、その死を悼む八人の人物が描かれている。ビンスキーは、この霊廟を、「武門の誉れと忠誠の象徴の共有とによって特化された集団的な独自性の表現」と言い表している。

この高名な霊廟の製作を依頼したノーフォークのヘースティングズ家は、一族のうちイングランドでもっとも裕福な一人だったペンブロークの伯爵ジョンの分家だった。ペンブローク伯爵は子供に恵まれず、血縁的にもっとも近しい跡取りは、一般的にはロード・グレーと呼ばれていた従兄弟のレジナルド・ド・グレー・オヴ・ルーシンであり、その第二位を占めていたのは、もう一人の従兄弟であるウィリアム・オヴ・ビーチャムだった。

ペンブローク伯爵が大陸における戦いに加わる準備を整えていた一三七二年、伯爵は、ロード・グレーに対する激しい怒りを抑えかねていた。というのも、伯爵がそれ以前にフランス出征していたとき、グレーは、伯爵が戦地で死亡したという噂を流し、伯爵の領地の一部を侵したことがあったからだ。帰国した伯爵は、名門の領主数名の前でグレーに謝罪させていたのだが、それでもなお伯爵のグレーに対する怒りが収まったわけではなかった。

ペンブローク伯爵は、グレーを成り上がりの野心家だとみなしていた。事実、グレーは、爵位の低い男爵の家系の傍系の出身だった。血縁的に伯爵の跡取りの有資格者の次席を占めていたもう一人の従兄弟であるウィリアムは、イングランドの旧家の直系だった。

一三七二年、ふたたびフランスに出征する前に伯爵は、領地を受託者の手に移し、それを書き換えることができない処置をとった。こうしておけば、伯爵が戦地で死亡した場合、国王がウィリアムをペンブロークの伯爵として承認すれば、すべての資産をウィリアムに与えることができるからである。実質的には、ペンブローク伯爵は、国王の承認を見越してウィリアム・オヴ・ビーチャムを相続権をもった養子に迎えることによってロード・グレーを完全に排除しようとしたのだ。これは、賢明な、だが、危険な法的措置だったのだが、普通法弁護士《コモンローヤー》は、こうした込み入った依託証書の作成を得意技としていた。

　こうした計画は、ペンブロークの伯爵ジョン・ヘースティングズがスペインで捕虜になっていたとき、二人目の若い妻が妊娠し、息子のジョン二世を出産したことを知ったとき、そのすべてが瓦解してしまった。伯爵は、息子が自分の胤であることをまったく疑っていなかった。ウィリアムにすべてを与える委託証書を作成したとき、伯爵は、こうした事態を夢想だにしていなかった。伯爵は、性急な法的措置をとることによって、そのときはまだ生を享けてなかったとはいえ、実の我が子を、事実上、廃嫡にしてしまったのだ。「よかれと思っておこなったすべてが裏目に出てしまった」と彼は嘆いた。

　捕捉者に途方もないほど巨額の身代金（ほぼ三〇〇〇万ドル相当）を約束したジョン・ヘースティングズは、取り急ぎ帰国の途につき事態を収拾しようとした。だが、彼は、一三七五年、パリからカレーへの旅の途次に疫病に感染しこの世を去った。

　ロード・グレーは、自分を排除する意図のもとに作成された委託証書が解消されるに違いないと考え、小躍りして喜んだ。それは、彼にとって取り払い難い法的な障害だったからである。そればかりか、爵位を継承する可能性がもっとも高かったジョン二世が馬上模擬戦のさなかに事故で死亡することによって、事態はグレーにとって好都合に運んだ。えんえんと二〇年もの長期にわたった訴訟の末にグレーとウィリアムは、遺産を二人で山分けにした。遺産の相続を主張していたグレーは、そのかなりの部分をウィリアムに安値で売り払う裏取引によって訴訟を示談に持ち込んだのだ。

巨額の資産が成り上がり者の手に落ちてしまったとしたら輝かしい家名は地に堕ちてしまうと考えていたペンブロークの伯爵ジョン・ヘースティングズ一世の強い危惧の念は、一つには疫病のせいで、さらには高い報酬を受け取っていたにもかかわらず欠陥のある委託証書しか作成することができなかった無能な弁護士のせいで、紛れもなく現実のものとなろうとしていた。

このとき遅ればせながらそれに異を唱えたのは、騎士道精神の体現者だったジョン・ヘースティングズの親族の一人エルシングのエドワード・ヘースティングズだった。決然としてロード・グレーに挑んだ彼は、「お前は虚言を専らにする似非騎士にすぎない。それを体と体で証明して見せようではないか」と決闘裁判という古風な手段（決闘裁判が正式に廃止されたのは一八一九年のことだった）に訴えようとした。だが、グレーは、決闘を丁重に断るだけの思慮を持ち合わせていた。

エドワード・ヘースティングズが法廷に持ち出した主張の根拠はきわめて脆弱なものだった。法廷は彼の訴えを退け、九八七ポンドという、法廷に支払うべき訴訟費用としては途方もない巨額（二〇万ドル相当）の支払いを命じた。エドワードは支払い能力をもっていたにもかかわらず、自分こそペンブロークの真実の伯爵であるとの根拠からそれを拒否した。

こうした滑稽な自負心のせいでエドワード・ヘースティングズは、債務不払いの廉で投獄の憂き目にあい、「名門の紳士に盗人や反逆者と等し並みの鉄の足枷を嵌める」残酷な仕打ちに不平を鳴らしながら、そこで二〇年間を無為に過ごしたのである。この言葉に嘘はない。「ペンブロークの真実の伯爵」はともあれ、彼は、紛れもなく名門貴族に生を受けた一人だったからである。妻の死後、態度を軟化させたエドワードは、すでに大金持ちの貴族に成り上がっていたロード・グレーに和を請い、グレーの娘を息子に妻合わせた。エドワード・ヘースティングズは、その後ほどなくしてこの世を去ったのだが、グレー家は一六世紀初期の政治に重要な役割を果たした。

エドワード・ヘースティングズは、論争を好む一人の奇人だった。それは、疑いのない事実である。だが、彼の非合理的な行動には黒死病を挾んだ二つの時代の微妙な相違を浮き彫りにしているいくつかの側面がないわけではない。

疫病は、紳士社会を地震のように揺り動かし、そこに生まれた亀裂はきわめて深いものだった。黒死病以前の時代に、騎士道と首尾一貫した優美な行動の黄金時代を見てはなるまい。それは、歴史に対する誤ったアプローチであるに違いない。しかしながら、黒死病以降、それまで紳士と貴族を拘束していた名誉と礼節の感覚は弱まっていった。

リチャード二世の治下、一四世紀の最後の二〇年にわたって連綿と続いた戦いと苛酷な政略は、紛れもなくイングランドの地主階級の暴力と貪欲の一因だった。ジョン・オヴ・ゴーントの息子であるランカスター家のヘンリー四世は、黒太子の息子であり、同性愛と奇嬌な行動で知られていたリチャード二世から一三九九年に王位を簒奪し、それに同調した議会は、リチャードを暴君だと糾弾した。王位を追われたリチャードは、おそらくは餓死という非情な手段によって葬られてしまったのだが、こうした行為は、悪行が横行する暗黒時代の到来を何にも増して雄弁に、また、象徴的に表現している。

社会的な勢力をしだいに強めていた紳士階級の家族を無作為的に襲った疫病と、そこから生まれた荒廃は、農村部への資本の投入、相次ぐ好戦的な訴訟、可能な限り欲を貪ることは善であるという確信をもたらした一因だった。これは、紛れもない事実だと思われる。初年度に財産法のコースを履修するアメリカの法学生たちは、黒死病が猛威を奮っていたイングランドにおいて明確な形をとった法律の遺産と、その結果として普通法のなかに具現化している論争と非情な闘争の文化を吸い込んでいると言うことができよう。

均衡状態は、社会と文化ではそれぞれ逆方向に作用する。イングランドにおける黒死病の爪痕が普通法と法律の専門家のなかに論争と非情な闘争として具現化しているとしても、法律そのものの形式の偏重と緩慢な訴訟手続きは、紳士階級の行動に抑制を課した。

紳士階級のなかには貴族階級の名家と同じようにギャングもどきの行為や暴力に訴えた一族がなかったわけではなかった。そうしたことは、確かにしばしば起こっている。だが、そうした行為は、常にそれが引き起こす訴訟手続きとの損得勘定によって考量されていたし、上流中位の階層の多くの人々にとっては悪しき行いだとみなされていた。

一五世紀末葉から一六世紀の初頭にかけて復活した強力な君主制のもとで争いが平和的な手段によって解決されるようになり、欲望が法的手段の管理下に置かれるようになったことによって、暴力や私的な利害を越えた事柄に対する極端な無関心といった風潮はしだいに弱まり、紳士階級は、規則や一定の手続きにもとづいて行動する日々の生活をとり戻した。一八世紀と一九世紀が受け継いだこうした文化は、雅量や仁愛とはまるで無縁のものであったとはいえ、法律の原則という枠組みに支えられた安定性をもっていた。不確定的な要因にさらされがちな貴族の末亡人といえども、法的色彩が濃いこうした文化の恩恵のもとで、穏やかな生活を送ることができるようになったのである。

黒死病の嵐が吹き荒れていた時代の紳士階級の世界は、そのうわべだけを見てみると、資産について女たちを手荒に扱っていたように見える。だが、さらに綿密に考察してみると、そうした判断は早計だという理解が生まれる。寡婦たちは、法律によって寡婦産という特権を与えられていたばかりか、嫁いだときかなりの額の持参金をもちこんだ寡婦は、持参金の主要な部分を占めていた不動産については共同所有権を有するという結婚前の同意によって非情な仕打ちや貧困から守られていた。

それればかりか、黒死病の時代の紳士階級の社会においては女たちはたんなる財産にすぎなかったと言ってみたとしても、そうした理解は、女たちが置かれていた状況の正鵠を射ているわけではない。今日における裕福な家族の場合と同じように、「たんなる」という言葉と「財産」という言葉を組み合わせてみても、それで何かが明瞭になるというわけではない。財産という言葉を侮蔑的に扱ってよい謂れなど何一つとしてあるわけではないからだ。財産は、紳士階級の日々の生活のまさに核心をなしていた。紳士階級の家族の男たちは、幸福と地位が自分たちの財産、とりわけ、私有地の生産性と密接にかかわっていることを知り抜いていた。紳士階級の世界においては、女たちを財産と同等に扱うことは何ら侮辱ではなかったのである。

これは、必ずしも結婚に愛情と情熱が欠けていたことを意味していたわけではなかった。たとえ結婚のプロセスにおいて、最終的には、商取引的な要素がきわめて濃厚になったとしても、そうした事情に変わりはなかった。裕福な階級の若い男女は、ロマンティックな愛情の心理的、儀礼的な要素に健全な理解をもっていた。若者たちを包んでいたのはこうした文化であり、さらには、自分たちが読んだことのある、あるいは、大広間で正餐を摂った後に大人たちが朗唱してくれる伝説、騎士の冒険、恋愛を題材とした物語《ロマンス》だった。思春期を過ぎた若者たちは、いかなるときにも性愛を深めるだけの自主性をもっていた。紳士階級の女たちは、その当時はまだ下着を着けていなかった。男たちは、性器を隠す股袋《ブラケット》つきのダブレットを身に着けていた。互いに体を触れ合わせるのに面倒な所作など必要ではなかったし、一二世紀には一家の主とその妻しかもっていなかった寝室も、紳士階級の家庭ではその数が直実に増加していた。女たちの慎ましさにしかるべき考慮さえ払えば、男女の営みには何の支障もなかったし、女たちの慎ましさもさほど高い障壁ではなかった。

紳士階級の女たちの生活に欠けていたのは、高等教育を受け、知的な職業につく機会だった。ここには歴史的な必然性が作用していたとは言い難いのだが、女性の排除は、一二〇〇年から一三五〇年にかけ大学が設立され、知的な職業、とりわけ法律にかかわる職業が生まれた結果として具体的な形をとってあらわれたものだった。イングランドにおいては、高等教育と知的職業におけるこうした男女差別は、一九〇〇年頃まで解消されなかったし、それがまったく姿を消したのは、時代も下って一九六五年頃の話である。

近年、中世において女性が高等教育と知的職業から排除されていたという歴史的な事実の元凶を教会の伝統と聖職位階制に求める傾向が生まれている。四〇〇年頃活躍した教父聖アンブロシウスと聖アウグスティヌスは、いずれも女嫌いで通っており、尼僧の精神的な特性に多大の敬意を抱いていたとはいえ、尼僧たちを教会内部の指導的な司祭制度から排除していたことから、尼僧たちは、そうした役割に必要とされる教育を受けることができなかった。

歴史学者のなかには紀元後一世紀にまで遡る教会内部における女たちの役割をめぐる激しい闘いに止めを刺したのはアンブロシウスとアウグスティヌスの女嫌いだったと考えている人たちもいる。司祭職から尼僧を排除していた教父たちの個人的なスタンスは、その後、教会内部の組織として定着したのだが、これは、男尊女卑思想の温床として作用したと考えられており、一二世紀と一三世紀の教会文化もそうした風潮から抜けだすことはできなかった。だが、教会と中世社会は、何世紀もの長い歳月のうちに様々な方向に変化しており、女性排除も、また、しだいに変化していった。一二世紀以降、正統派から分離した異端の数多くの宗派は、ロラード派も含めて女性が説教したり指導的な役割に就くことを認めていた。

それればかりか、一一二〇年から一一六〇年頃にかけては、教会がパリのエロイーズやライン川沿岸のビンゲンの聖ヒルデガルトといった高い教養を備えた知的なトップレディーばかりか、画家や文学者を庇護する強い個性をもった傑出した女性を輩出した時代もあった。

だが、一二五〇年頃までにはこうした可能性の芽は摘み取られてしまった。それは、紳士階級の上位中流の子女にとっても、教育を受け知的な職業に就く上での不自由や安定を欠いた要素が多く、その経費も嵩んだからだった。一四世紀のイングランドの紳士階級の家庭には娘たちの権利を拡張しようとする民主主義的な気運はまったく見られなかった。それどころか、教会の伝統の重圧は、女たちを高等教育と知的職業から排除する方向に強く作用し、紳士階級の父親や兄弟たちは、こうした男尊女卑思想をしごく当然のこととして受けいれていた。

中世末期の紳士階級には、早々と結婚して母親になどなりたくない、かといって現実性をもった唯一の選択肢である修道院に入って純潔を守るといった生き方を選びたくもないと考えていながら、ついには挫折せざるをえなかった知的で野心的な女たちがいたことを私たちは確信している。だが、紳士階級の女たちの圧倒的多数は、伝統的な役割に従いながら（それは、ジェーン・オースティンの時代、さらに下っては、ジョージ・バーナード・ショーやヴァージニア・ウルフの時代においても変わっていなかった）、今日のアメリカにおいて郊外に居を構えている中流階級の一家の女たちと同じように快適で気品に満ちた日々の暮らしを送っていた。

それはともあれ、黒死病の時代の紳士階級においては結婚という道を選ばなかった女たちの人生は哀れなものだった。醜い容貌やあまりにも敬虔な精神のせいで、あるいは、女の子の嬰児殺しという慣習が広まっていたにもかかわらず、一家があまりにも多くの娘をもっていたので十分な持参金をつけることができないといったもっともありふれた理由によって結婚することができなかった一四世紀の紳士階級の女たちは、二〇歳までに修道院に追いやられてしまった。中世の修道院のなかには、今日の修道院と同じように裕福で気品を備えていたものもあった。こうした格調の高い施設を備えていたのは、そのほとんどがベネディクト会の修道院であり、そうした修道院では食卓も豊かで、合唱礼拝、執筆、絵画、刺繍といった気晴らしを楽しむこともできたのだが、主教が憤激交じりに不平を鳴らしていたにもかかわらず、鳥類やグレーハウンドの飼育と繁殖にそれを求めた尼僧たちもいた。読者諸賢のなかにグレーハウンドレースで賭け金をたんまりせしめた方がおられるとしたら、そうした方は、犬好きだった中世の尼僧に心の中で感謝の言葉を述べられるがよろしかろう。

しかしながら、一三四〇年頃のイングランドにおいては、偉大な中世研究家アイリーン・パワーが一九二四年頃に豊富な史料によって例証してみせたように、過去においては裕福な名門から資金援助を受けていたにもかかわらず、忘れ去られてしまったせいで不十分な財源しかもっていない、あるいは、経営の失敗のせいで困窮し、十分な食料、娯楽、生活の便益を図る各種の施設をひどく欠いていた小規模な修道院もけっして少なくなかった。こうした悲惨な環境は、その一方においては道を踏み外して淫蕩に耽っていた尼僧にまつわる小話や逸話が『プレイボーイ』誌の中世版の観を呈しており、既婚の女たちや多くの裕福な貴族の未亡人が性の営みを楽しんでいたという事実によってもやわらげることができない、中世の荒涼たる風景を描きだしている。尼僧たちは、こうした悲惨な生活に対処する手段を懼神の念以外にはもっていなかったのである。

第七章　ユダヤ人の陰謀

一三四八年一〇月三〇日、その当時サヴォイ公国に属していたジュネーヴ近郊のシャテルにおいてアジメと呼ばれていた一人のユダヤ人が、ローマ法にもとづいた大陸法では許されていた二度にわたる少しばかりの拷問の末、正式の法的手続きのもとに陪審団の前で自らの罪状を自白した。下記はそうした罪状の詳細である。

まず第一点として、受難節が過ぎたばかりの頃、パルタス・クレシス・ドゥ・ランツ（ユダヤの商人）が、絹織物などの商品を購入させるためアジメをヴェニスに赴かせたことは明白な事実である。それを聞きつけたシャンベリのラビのペイレットは、アジメを呼びにやり、アジメが自分の前に姿をあらわしたとき、「お前は絹織物などを買い入れるためヴェニスに行くという話じゃが、わしが手にしておる掌半分ばかりの小さな包みをお前に与えよう。中身は縫い合わせた薄い革袋で、其の中には調合した毒と毒液が入っておる。これをヴェニスとそのまわりの井戸、貯水池、泉にほうり込み、その池の人々に毒を飲ませるのじゃ」と言った。

アジメは、毒物が詰まったこの包みを受けとってヴェニスに赴き、その一部をジャーマンハウス近辺の貯水池に投げ込んだ。アジメは、それがヴェニスのたった一つの貯水池だったと供述している。アジメは、また、前述のラビのペイレットが、「これは危険が伴う任務であり、その遂行のためには何なりと望みのものを与えよう」と語ったと供述している。アジメは、この犯行が終わると捕縛を逃れるため直ちに逃げ出してカラブリアとプーリアに赴き、前述の毒物を数多くの井戸に投げ込んだと自らの自由意志にもとづいて自白している。アジメは、また、バレエ通りの井戸にもこの毒物を投げ入れた。

アジメは、さらにトゥールーズの泉と地中海沿岸の井戸にも毒物を投入したと自白している。毒物の投入によって死んだ人がいるかとの尋問に対しては、犯行を終えるとすぐさま人目を避けて立ち去ったのでそれは知らないと答えている。被告が自白した一連の犯行に加担したユダヤ人がほかにもいるか否かを訊した尋問には、それはわからないと答えている。

拷問を受けたユダヤ人が毒物を井戸に投げ込むことによって疫病を広めたと自白した事例は、この詳細な法的文書（アジメは、自らの自白が真実であることをユダヤ教の律法《トーラ》に掛けて宣誓している）のほかにも数多くあり、フランス王国に属していないながら、実質的にはドイツの一都市という趣をもっていた、アルザスのストラスブールの「編年史」の下記の記載もその一つである。アルザスは、その当時、ユダヤ人が合法的に居住することができた唯一の州だった。というのも、ユダヤ人は、一三〇六年にフランスのそのほかの地域から追放されていたからである。

この疫病の問題については、世界中のユダヤ人たちがいたるところで井戸に毒物を混入したと罵られ告発された。こうした告発にもとづき地中海沿岸地域からドイツに至る広大な地域でユダヤ人が焼き殺されたのだが、教皇がユダヤ人を庇護していたアヴィニョンではその種の蛮行は起きなかった。ベルンやツォンフィンゲン（スイス）では数多くのユダヤ人が拷問に掛けられ、ユダヤ人は、多くの井戸に毒物を投げ入れたことを認めたばかりか、井戸の中から毒物が発見された。その結果、多くの都市においてユダヤ人が焼き殺され、その知らせは、ストラスブール、フライブルク、バーゼルにもたらされたのだが、それは、一般大衆がその地のユダヤ人も焼き殺さなければならないと考えていたからだった。だが、これらの三つの都市の実権を握っていた指導者たちは、ユダヤ人にいかなる危害をも加えるべきではないと信じていた。

だが、バーゼルでは民衆が市庁舎に押し寄せ、ユダヤ人を焼き殺し、今後二〇〇年にわたっていかなるユダヤ人といえども市内への立ち入りを禁じるとの誓約を議会から強制的に奪ってしまった。その結果、ユダヤ人たちは逮捕され、ストラスブールの大司教（バースホールド二世）、アルザスのベンフェルドにおいて会議（一三四九年二月八日）を開催する用意が整えられ、ストラスブール、アルザスのすべての封建領主、前述の三都市の代表団が一堂に会した。ユダヤ人に対してどのような処置をとるつもりかと尋ねられたストラスブール市の代表団は、ユダヤ人が悪事をおこなった事実は認められないと答えた。ついで、井戸を塞ぎ、バケツを片付けている理由を尋ねられたストラスブールの住人たちは、ストラスブールの代表団に対する憤りの声を口々に張り上げた。こうした遣り取りの末、大司教、領主、三帝都は、ユダヤ人の排除に合意した。その結果、数多くの都市においてユダヤ人が焼き殺され、追放されたユダヤ人も農夫たちに捕らえられ、刺し殺されたり溺死させられた。

ユダヤ人を救いたいと願っていたストラスブールの市議会は、二月の九日から一〇日にかけて権力の座から追われてしまい、新たな議会は、暴徒と化した民衆に屈服し、一三日の金曜日にユダヤ人を逮捕した。

黒死病を引き起こしたのはユダヤ人だという考え方が最初に根を下ろしたのは、フランス南部とそれに隣接していたスペインだった。一四世紀にはヨーロッパ全土のユダヤ人の総人口は僅か二五〇万人にすぎなかったのだが、その三分の一はスペインとピレネー山脈を挾んだ向かい側のフランス南部に住んでいた。この地域のユダヤ人居住地は長い歴史をもっており、スペインのある地域では、その歴史はローマ時代にまで遡る。これらのユダヤ人たちは、比較的裕福できわめて高い教養をもっており、宗教的、経済的な理由のゆえにキリスト教徒とのあいだに緊張がしだいに高まっていた。

ユダヤ人のうちラビの教義を信奉していた資本家のエリートは、全体のほぼ五パーセントを占めていたにすぎなかったのだが、こうした人たちは、マイモニデスがアリストテレスの哲学を援用して構築した合理主義的な神学を棄て、紀元後一世紀の地中海沿岸の東部地域のヘレニズム文化に起源を有するユダヤ神秘主義（カバラ）を信奉していた。

カバラは、時代が下るにつれて神秘主義的、占星術的な色合いを強めていき、その導師たちは、秘教的な雰囲気を色濃くたたえていた。一般のユダヤ人たちは、カバラの世界から排除されており、その世界に入ることができたのは、商業や銀行業に従事していたエリートのうち婚姻によってラビの家系と血縁関係をもつようになった人たちだけだった。キリスト教徒たちは、カバラの解釈学の秘伝には魔術、毒物、呪文にかかわる不可解な秘術がまつわりついているのではないか、カバラは黒魔術の一種ではあるまいかという強い疑念を抱いていた。

一四世紀の中葉は、その後四世紀にわたって西ヨーロッパを焼き尽くした魔女妄想の時代の幕開けだった。人々がカバラと魔術を結びつけたのはごく自然の成り行きだったし、両者は、その外縁において直接的なかかわりをもっていたのかもしれない。カバラと、二元論を標榜していたキリスト教の異端のカタリ派の教義には重なり合う部分があることは疑いもない事実であり、南フランスに起源を有するカタリ派は、一三世紀に教会の指導者たちを恐れ戦かせていたのだが、そうした状況は、教皇によって公認された弾圧がその信徒たちに加えられるまで変わらなかった。

一三世紀においてラビたちが神智学的、占星術的、神秘的なカバラという殻に閉じこもることなく、一二世紀にマイモニデスが自由主義的、合理主義的な精神にもとづいてユダヤ教と同時代の科学を統合することによって構築した高度に知的な神学の道を歩んでいたとしたら、つまり、今日、人道主義的なユダヤ人が現代文明に対してとっているのと同じようなスタンスをとっていたとしたら、黒死病の時代にキリスト教徒がユダヤ人にとった対応は変わっていたのだろうか？　キリスト教徒がユダヤ人をスケープゴートに仕立て、井戸に毒物を投入して疫病を広めたと彼らを告発し、ユダヤ人大量虐殺を引き起こすに至った偏見は弱まっていたのだろうか？

当然のことながら、そうした史実に反する疑問に答えることは不可能である。ハインリヒ・グレイツが一八七〇年代に近代の息吹を感じさせる最初のユダヤ史を世に問うてからこのかた、ユダヤ中世史家の圧倒的多数は、ユダヤ人に対するキリスト教徒の処遇をこの上なく厳しく糾弾する筆致で記述している。ユダヤ人が犠牲者であることは明白な事実であるといった論調に終始し、ユダヤの知的エリートの統率力が事態を悪化させた可能性は、決して十分に研究されているわけではない。

黒死病が流行していた時代のユダヤ人に対する処遇については、定説を脅かす史実が決して少なくない。一三四八年三月二二日、バルセロナで暴動が勃発し、二〇人のユダヤ人が虐殺され家屋が略奪されたのだが、アラゴンの国王ペドロはこの暴動を鎮圧した。もっとも裕福だったキリスト教徒の正市民たちは、暴徒に逆襲をかけてユダヤ人を庇護した。王国の役人も、また、市中における扇情的な説教を禁止した。だが、五月一七日から一九日にかけてスペインのそのほかの六つの都市において反ユダヤ暴動が勃発した。

こうした都市に住んでいたユダヤ人は、自宅に閉じこもることによって難を逃れようとした。すべての史実は、スペインのユダヤ人が北欧のユダヤ人に比べれば、難を逃れる行動において機敏だったことを明らかにしている。たとえそうだとしても、一三五四年にアラゴンのユダヤ人を守る組織を結成するためバルセロナで開かれた集会において作成された文書は、それまでは安全が保障されていた、裕福で学識のあるユダヤ人の居住地区の多くが、突然、破壊されてしまったと深い悲しみを露にしている。同時代のあるユダヤの執筆家は、それを、「イスラエルは、蹴散らされた羊の群れである」と表現している。

スペイン以外の地では、暴動を鎮圧し、状況によっては積極的にユダヤ人を庇護しようとする当局の努力は、暴徒によって妨げられるようになっていった。五月にはナポリ王妃ジャンヌは、暴動による被害を考慮してプロヴァンスのユダヤ人の租税を半分にまで引き下げた。だが、六月に入ると王国の役人たちは、プロヴァンスの町々から追い払われてしまった。教皇クレメンス六世は、一三四八年六月六日に大勅書を公布し、アヴィニョンとその近郊のユダヤ人を庇護したのだが、その効力を西ヨーロッパ全域に及ぼすことなど望むべくもなかった。(クレメンス六世は、トマス・ブラッドワーディーンを慰みものにしたその人にほかならない。)また、教皇は、彼自身、ヘブライ語の写本の蒐集家だった。だが、ユダヤ人は、途方もないほど大きな危険に晒されていた。

様々な地域の権力者たちは、反ユダヤ感情の荒波に身を任せようと考えはじめていた。そうした風潮が真っ先に生まれたのは、フランス南部のドーフィネーやサヴォイだった。こうした地域の権力者たちは、自らのかぎられた権力によって時流に棹さすのは賢明な策ではないと判断したものと思われる。とりわけ山間部の多いサヴォイは、そうした地勢的な条件のせいで民衆の意志を無視して国を統治することは困難だった。この地が異端の信徒たちから避難所として選ばれた長い歴史をもっていることはそれを裏書きしているということができよう。

そんなわけで、このままではドーフィネーの治安を維持することはできないと判断したヒューバート伯爵は、ユダヤ人の逮捕を命じると同時に、迫害の責任者の探索という建て前だけは崩さなかった。六月から八月にかけて組織的なユダヤ人大虐殺がその地の全域に広まり、ユダヤ人たちは、彼らが毒を投げ込んだと噂されている井戸に投げ込まれた。

これは迫害のプロセスにおける決定的な段階だったのだが、それは権力者たちの黙認のせいだけではなかった。疫病がアルプス山脈の丘陵地帯を下ってゆっくりと近づいていたのだが、そうした知らせは、多くの場合、疫病の襲来に先立ってもたらされていた。ここから二つの事態が派生した。迫害が疫病の蔓延に先行するようになり、それを審理する法廷が正規の手続きを踏むことなく残虐行為を法的、倫理的に是認することによって、裁判所の判決によらずにユダヤ人を殺害することを禁じた教皇クレメンスの大勅書の効力を殺いでしまったのである。スイスのチューリヒでは、実際に疫病の感染者があらわれるほぼ一年前の一三四八年の時点ですでにユダヤ人が追放されていた。

ジュネーヴ近郊のシヨンにおいてユダヤ人に対する攻撃が始まったのは、疫病が具体的な脅威となる四カ月前だった。シヨンにおけるこの名高い裁判は、迫害における転換点だった。こうした理由づけがなかったとしたら、残虐行為がかくも長期化したり、その強度を増していった事態を理解することは困難である。ユダヤ人が井戸に毒物を投げ込んだという根拠に欠けるお話は、今や決定的な裏づけを得たのだ。井戸に投げ込まれた毒物は、バシリスク（アフリカの沙漠に住み、一睨み、または一息で人を殺したと伝えられる伝説上の爬虫類）の皮、クモ、トカゲ、カエル、キリスト教徒の心臓、聖餅《ホスチア》（正餐用の薄いパン）から抽出されたものだと信じられていた。

一三四八年九月一五日のユダヤ教の贖いの日、二人のユダヤ人、トノン（今日ではミネラルウォーターの産地として知られているエヴィアン-レ-バン近郊の町）の外科医だったヴァラヴィーニとヴィルヌーヴ（今日ではスキー行楽地として知られているモントルー近郊の町）出身のマムソンは、拷問に掛けられ、その罪を自白した。その三週間後、ベリエタとその息子アクエットを一〇日間に及ぶ拷問に掛けた法廷は、その一家と同宗信徒を告発する完璧な証拠を手にしていた。

これは、カバラ神秘主義のラビの命令にしたがって各地の井戸に毒物を投げ込んだ廉で告発されていたアジメがその犯行を自白した後の出来事であって、それを確証する効力をもっていた。一二月頃には血の告発と迫害はライン川上流に達し、ドイツに広まっていった。その影響が真っ先にあらわれた都市は、シュトゥットガルトとアウグスブルクだった。

二三七人の指導的な市民が庇護を保証する組織を形成していたレーゲンスブルク近辺のユダヤ人たちが難を逃れたことは、貴族階級が芸術家たちを支援する寛容さを持ち合わせていた都市では暴徒の勢いを鎮めることができたことを示している。これに比べれば、市長のハインリッヒ・ポートナーがユダヤ人銀行家に多額の負債を負っていたアウグスブルクでは、市長自身が「ユダヤ人屠殺者」に好意的であり、金持ちの有力者が負債を逃れる手段として殺害者たちを黙認するという構図が生まれた。

一二月頃には殺害者たちは、常軌を逸脱した不気味な相貌を呈するようになっていた。ユダヤ人たちは、座して死を待つより自らの手で命を断とうとするようになり、エスリンゲンでは一二月にユダヤ教会堂《シナゴーク》に立て籠もったユダヤ人たちは、建物に火を放って集団自殺を遂げた。

シュパイアーの暴徒たちは、血祭りにあげたユダヤ人の死体をワインの樽に詰めてライン川に転がし込むという新奇な「遊戯」に耽っていた。ある年代記作者は、それを、「シュパイアーの人たちは、通りに横たわっている死体を焼き払うことによって空気が汚染されることを恐れ、死体を空っぽのワインの樽に詰めて蓋をした後ライン川に投げ込んだ」と記載している。私たちとすれば、それほど恐れていた毒が河川を汚染することはないと確信できた根拠を尋ねてみたい気がしないわけではない。

スイスのバーゼルでは河川はそれとは異なった悲劇の舞台だった。市議会は、ユダヤ人に対する残忍さで悪名高かった人物を市外へ追放しようとした。これはまっとうな処置であったとはいえ、そうした処置に怒りを募らせた民衆の圧倒的な圧力を前にしてはそれを撤回するとともに、ユダヤ人の追放と向こう一〇〇年間にわたっていかなるユダヤ人の居住をも禁じる措置をとらざるをえなかった。民衆の怒りを宥めるため、当局は逃亡者をかき集めて投獄し、ライン川の小島にユダヤ人専用の住居を建設した。だが、一三四九年一月九日、ユダヤ人たちはこの小島で焼き殺されてしまったのである。

ストラスブールでは聖ヴァレンタインの祭日にユダヤ人が焼き殺された。同時代の年代記作者は、その有り様を、「ユダヤ人たちは、焼却用の建物の中に追い立てられていったのだが、その途中で群衆は、ユダヤ人たちが裸同然になるまで衣服を引き剥がし、ユダヤ人たちが隠しもっていた大金を我が物にした」と書き残している。この大量虐殺がナチのホロコーストと似通っていることは誰の目にも明らかである。もっとも信頼に値する推定によると、ストラスブールに住んでいた一八八四人のユダヤ人のうちほぼ半数に当たる九〇〇人が焼き殺され、残りの半数は市外に追放された。

次いで、民衆は、ユダヤ教会堂《シナゴーグ》を略奪し、ショファル（牡羊の角で作ったユダヤ軍のラッパ）を発見した。それに疑念を抱いた大衆がたどり着いた結論は、ショファルがストラスブールのユダヤ人たちに秘密の信号を送る手段であり、ユダヤ人たちは、無防備なストラスブールを急襲、破壊する意図をもっていたというものだった。

二月のあいだ、大虐殺は、少なくともドイツとスイスの一五の都市において継続していた。「鞭打ち苦行者」が表舞台に登場したことによって、また、新たな迫害が生まれた。ここで言う「鞭打ち苦行者」とは、疫病は人々が犯した罪に対する罰であると信じていた修道士と一般市民からなる団体であり、彼らは、互いに鞭打ちながら、また、通りすがりの人々を鞭打ちながら町から町へと練り歩くことによってあちこちで騒乱を引き起こしていた。司教たちはこの一団を憎んでいたが、それを抑圧するのは困難だと考えていた。一般大衆は、こうした人たちの人道の誇示に慰謝を求めていたからである。

一三四九年七月に暴徒の攻撃を受けたフランクフルトのユダヤ人たちは、自らの住居に火を放ち、その飛び火は、フランクフルトの広大な地域を灰燼に帰した。ケルンの市議会は、ベルンの代表団が井戸に毒物を投入した罪を自白した一人のユダヤ人に鎖手錠をかけて同市を訪れたにもかかわらず、ユダヤ人迫害に抵抗した。

市議会のこうした対応に怒りに駆られた大衆は、ボンをはじめとする、市当局がさほど強い指導力をもっていなかった近隣の都市のユダヤ人に攻撃を加えた。だが、一三四九年八月一四日に大司教ワルラムが死亡したことによって、治安の維持がさらに困難になり、市議会は大衆の圧力に屈してしまった。ユダヤ人の多くは暴徒と化した群衆の手にかかって殺されてしまい、それを潔しとしなかった一部の人たちは自ら命を断った。

同じ八月にマインツでは改悛の秘跡の儀式のさなかに一人の泥棒が財布を盗んだ出来事に端を発して暴動が勃発した。暴徒がユダヤ教徒を襲ったのだが、ユダヤ人たちは、武器をとって抵抗した。暴徒の側にも死者が少なくなかったことから（一説によると二〇〇人）、住民全体の怒りが一挙に燃え上がった。最終的には劣勢に立たされたユダヤ人たちは自らの住居に火を放ち、その凄まじい火勢は、聖クァーン教会の釣鐘と窓ガラスの鉛枠を溶かした。

ライン川の東側ではユダヤ人に対する攻撃はしだいに鎮まっていった。この地域の支配者のうち賢君の誉れが高かったオーストリアのアルブレヒト二世とポーランドのカジミエシュ二世の二人はユダヤ人の断固たる庇護者だったのだが、こうした英邁な君主といえども、津波のように押し寄せる迫害の時流を完全に押しとどめることはできなかった。

ユダヤ人のなかには香料を商ったり、薬種屋を営んだり、医師としてすぐれた技術をもっていた人たちが少なくなかったのだが、それがさらなる疑惑を引き起こした。だが、こうした専門的な知識のせいで、それを評価していた教養のある有力者から庇護を得ることができたユダヤ人もいた。もっとも、こうした傾向は、ドイツや北欧よりも南欧において顕著だったように思われる。教皇クレメンス六世とナポリ王妃ジャンヌの侍医は、いずれもユダヤ教徒だった。教皇クレメンス六世のユダヤ人に対する好意的な措置は、一つには、教皇がユダヤ人の学識、とりわけ、科学の分野における専門的な知識に敬意を抱いていたことに起因している。また、カバラの教義が占星術に精通していたことも、教皇に好ましい印象を与えていた。

教皇クレメンス六世はユダヤ人に個人的に好意を寄せており、ユダヤ人迫害を禁じた大勅書を発布したとはいえ、より一般的な立場ということになると、迫害と排除を推し進めたキリスト教徒社会の正統性を認めるだけの動機をもっていた。クレメンス六世は、歴代の教皇と同じように、排除と隔離によって教会を腐敗から守るという原則を深く信奉していたからである。

教皇は、バイエルンの皇帝ルートヴィヒを断罪した一三四六年の説教においてルートヴィヒを、「腐臭を放つ悪行の感染者、狂犬、狡猾な狼、悪臭を放つ牡羊、ずる賢い蛇」と宣告している。また、こうした人物は、キリスト教社会から排除する以外の手立てがなかったのである。

ユダヤの文献を書き写していた教皇クレメンスにとって、ユダヤ教徒とキリスト教徒の学問は、同じ有機的な統一体の一部だった。イスラエルに由来しているキリスト教社会は、ユダヤ教徒を異端者と同じように呪ったり根絶すべきではなかった。純理論的な微妙な差異は、手荒に扱われてはならないと教皇は考えていたのである。

有力者と全体としてのキリスト教社会のいずれもが、自らの負債を無効にし、ユダヤ人の手に移ってしまった富のいくばくかを取り戻すため疫病を利用して大量虐殺を引き起こしたのではないかといった疑惑については、明確な答えが得られないまま今日に至っている。これは、実際問題として、複雑な問題である。というのも、ユダヤ人は、いずれかと言えば三流どころの金貸しであり、強大な権力をもった君主にとって、フィレンツェ人やロンバルディア人の大銀行家より御しやすいという意味合いからすれば好ましい存在だったのだが、その一方、ユダヤ人は、小君主から職人や農夫に至る地域社会の広い階層から忌み嫌われていたからである。

それはともあれ、ユダヤ人居住地の破壊によって数多くの人々が莫大な金銭的な利益を得た。これは、紛れもない事実である。ケルンでは破壊されたユダヤ人居住地区は、中世末期のドイツ最大の土地投機家の一人だったアーノルド・オヴ・プレーズが築きあげた巨大な不動産会社の中心地になった。ユダヤ人の財産の分配に与かった大司教と市議会は、それぞれ棚ぼたの財産の一部を大聖堂の化粧直しとフランドル様式のタウンホールの建設に使用した。だが、それは、大量虐殺を、不当利得を予謀した行為としてのみ解釈してよいことを意味しているわけではない。

個々の債務と債務者にまつわる物語には状況の複雑さを映し出しているものもある。もっとも悪名高いのは、ユダヤ人狩りに熱狂していた暴徒に市の防壁の門を開け放ったと伝えられているアウグスブルクの市長ハインリッヒ・ポートナーである。レーゲンスブルクに保管されていた同時代の証書は、ポートナーがユダヤ人の高利貸に債務を負っていたことを明らかにしている。これは明白な事実であるとはいえ、一三四五年にポートナーが二五パーセントの金利で借金をしていたという事実は、必ずしも彼がとったと言われている行為の動かぬ動機だったことを明らかにしているわけではない。金利は高いものであるとはいえ、一四世紀中葉の基準からすれば決して法外なものではなかった。

権力者や司教たちは、資金を調達するため王冠や笏といった王家の表章や宗教的な宝器を抵当に入れることがあったのだが、権力を象徴するこの種の器物は、たんなる金銭より人々の感情に訴えかける強い力をもっていた。ユダヤ人は、こうした器物を扱うことによって、金銭的な価値と聖なる価値についてキリスト教徒たちが抱いていた感情を逆なでしたのである。

とりわけ司教たちは、ユダヤ人の処遇については犬儒学派的で貪欲だったと考えられてきた。こうした考え方は、ある程度史実によって確証されているとはいえ、この問題に対する司教たちの立場は複雑であり、個々の司教によってきわめて大きな違いがあった。トレーヴの大司教ボールドウィンは、宗教的な権力を発動してユダヤ人を庇護したばかりか、ストラスブールの市議会に対して没収したユダヤ人の財産の返還を要求した。だが、それにもかかわらず、大司教は、個人的な身分ということになると、迫害から利益を得る側に属していた。

一三四九年二月一七日、フランス国王フィリップ六世は、アルザスとその近隣の地域の虐殺された、あるいは、その時点ではまだ虐殺されていなかったユダヤ人のすべての資産を大司教ボールドウィンに与えた。大司教に選出される根まわしには大金が必要だったのだが、その必要から生じた債務を、ユダヤ人大量虐殺は帳消しにしてくれた。ユダヤ人の迫害に加担したストラスブールの大司教バースホールドの動機は、まさにその種のものだった。だが、この問題にストラスブールの大司教ほど単純な動機によって対処した聖職者は僅かだった。

ケルンの大司教ワルラムは、ユダヤ人の銀行家メイヤー・フォン・ジーベルクに金貨五〇〇枚（少なく見積もっても一〇〇万ドル）の負債を負っていた。ワルラムは、一三三四年にその債権者を文書偽造を教唆した廉で逮捕、処刑させた。恐れ戦いた銀行家の寡婦ジュディスは、大司教の債務に対する請求権を放棄した。黒死病に端を発した迫害の奔流がケルンに押し寄せたとき、ワルラムは、その権限を利用して、ユダヤ人を都市からその周辺の農村部に追い出そうとしていた暴徒に支援を与えていたとはいえ、暴徒のそうしたエネルギーを周辺の町や村にそらそうと努力していた。

そんなわけで、一三四九年八月一四日にワルラムが死亡したことはケルンのユダヤ人にとって決定的な意味をもっていた。ユダヤ人がすべて排除された後、後任の大司教は、ケルンの防壁の外部のユダヤ人のすべての遺産と防壁の内部の半分について相続権を与えられた。たとえそうだとしても、高位の聖職者たちは、必ずしも世俗の権力者よりもユダヤ人の根絶を望んでいたわけではなかった。ユダヤ人は、資金の調達というきわめて有益な役割を担っていたばかりか、庇護の見返りとして重税を支払っていた。それればかりか、司教の座を占めていた聖職者階級の実力者たちは、たとえそれが反ユダヤを旗印にしたものであれ、民衆の蜂起そのものに嫌悪感を抱いていた。それは、農民や職人が総決起する革命へと変貌する危険を孕んでいたからである。

フランスやドイツにおいてユダヤ人が黒死病をばらまいているという風聞を人々が信じるようになったのは、疫病に関してユダヤ人たちがとったごく些細な行動がデマを誘発した、あるいは、もともとキリスト教徒がユダヤ人に抱いていた悪感情がそれを機に噴出した結果だと言うことができよう。

一一五〇年以降ローマ法のユスティニアヌス法典が大陸の法体系の基本を形成したことによって、一四世紀の半ば頃までにはユダヤ人の農業の従事には様々な制限が課せられていた。一四世紀の末葉にユスティニアヌス法典に組み込まれるようになった君主の勅令によって、キリスト教徒を労働力として使うことを禁止されたユダヤ人は農業から締め出されていった。

一四世紀の半ば頃までにはそのほとんどが都市に住むようになっていたユダヤ人は、都市の内部の周辺地域に隔離されるようになり、その当時オールド・ジューリーと呼ばれていたユダヤ人居住区は、一五〇〇年以降ゲットーと呼ばれるようになっていった。（ゲットーは、本来的にはヴェニスのユダヤ人が割り当てられていた、鋳物工場地域の近くの健康に適さない区画の呼び名だった。）また、一四世紀の半ば頃までには、ユダヤ人は、一〇〇〇年頃には謳歌していた国際的な大商人という地位を失っており、それにとって代わったのは主としてイタリア人の商人だった。

特定の居住地に隔離され、一握りのエリートだった銀行家やラビを除けば職人としてつましく暮らしていたユダヤ人たちは、感染症の主たる運び手だった波止場のネズミや農園の家畜と接触する機会をほとんどもっていなかった。そればかりか、ラビの律法は、身体を清潔に保って家事に適切な意を払うよう規定するとともに、食材の選択に数多くの制限を課していた。こうした様々な条件は、ユダヤ人を疫病の感染源から遠ざけており、こうした隔離によって疫病を免れていたユダヤ人が、そのゆえにこそ、疫病を広めているのではあるまいかといった疑惑の標的にされたと推測したとしても、それは、けっして穿ち過ぎではあるまい。そして、これは改めて言うまでもない話だが、こうした疑惑をユダヤ人虐殺へと駆り立てたのは、一般大衆のあいだに巣くっていたユダヤ人に対する偏執的な感情以外の何物でもなかった。黒死病に端を発した大量殺戮に直面したドイツのユダヤ人は差し迫った身の危険に恐れ戦いていた。このときポーランド大公カジミエシュ二世が領地内のユダヤ人を大量殺戮から庇護したばかりか、東方に移住して宏大な過疎の地域に定住するよう呼びかけたことから、数多くのユダヤ人たちが大挙してポーランドに移り住んでいった。

こうした移住は一六世紀まで続いた。ポーランド大公とその後継者たちは、中世初期(七〇〇年―一〇〇〇年)の西ヨーロッパの数多くの支配者と同じように、信用貸しの便益や長距離貿易を自国にもたらすユダヤ人の経済的な能力を高く評価していたからである。

一五〇〇年頃までにはユダヤ人はポーランドの社会と、ポーランドの貴族が支配していた辺境のウクライナにおいて新たな役割を担うようになっていた。ポーランドの貴族に不動産管理人として雇用された数多くのユダヤ人たちは、農奴という身分を強いられていた何千人もの農夫を監督するとともに、肥沃なポーランドとウクライナの土地の開墾事業に従事していた。そんなわけでユダヤの男たちは三つの言語を必要に応じて使い分けるようになっていった。祈禱書とラビの教義を学ぼうとすればヘブライ語が、事業の経営にはスラブ語が必要であり、自分たちの居住地で日々の生活を送るには、イディッシュ(ヘブライ文字を使って書かれた中世末葉のドイツの方言で、ユダヤの女たちのほとんどはイディッシュしか知らなかった)が必要だったからである。

一七世紀の半ば頃までには、不動産管理人としての業務を評価されたユダヤ人は、アルコール飲料を農民に販売する独占権を与えられ、しだいに富を蓄積していった、これは、イディッシュのフォークソング「大酒のみの異邦人」の起源である。ユダヤ人は、また、木材や毛皮を扱う商人としても成功を収めていた。一九三九年の九月にドイツ軍がポーランドに進攻してポーランドとウクライナのユダヤ人たちは暗黒の時代に突入し、人々が生き残りの指針をラビの教義に求めたことからその解釈をめぐって数多くの学派が生まれたのだが、そのうちの多くは今なお廃れていない。一七世紀の半ば頃までには、世界中のユダヤ人の総人口三五〇万人のうち、その半数がポーランドとウクライナに住んでいた。

ユダヤ人たちは、ポーランドとウクライナの自然の景観に深い愛情を抱くようになり、一九世紀に入ると（さほど早い段階ではなかったとしても）、東欧の農地、森林、気候にあふれるほどの賛美を捧げる詩が書かれるようになった。事業経営と伝統的な学問に秀でていたばかりか、宗教的、文学的な表現において革新的だったユダヤ人の大居住地が東欧に生まれたのは、黒死病の直接的な所産だったのである。

ポーランドとウクライナにおけるユダヤ人居住地の繁栄と安全の確保は、一七世紀の前半において頂点に達した。だが、こうしたユダヤ人の経済的な豊かさは、一六四八年に入ると初めて運命の逆転にさらされるようになっていった。コサックと農夫によるポーランドの領主たちに対する反乱は、実質的には貴族に雇用されていたユダヤ人の不動産管理人に向けられたからである。

一八世紀の後半に入るとユダヤ人の生活水準は低下の一途をたどるようになり、こうした長期にわたる傾向を逆転することはできなかった。農村や都市のユダヤ人の人口過剰という問題は、ラビの教義の伝統に則った神秘主義的な信仰復興運動《ハシディズム》の信奉者たちによって抑制されていたとはいえ、ポーランドの貴族が経済的な地位と政治的な独立を維持できなくなるにつれて悪化の一途をたどっていった。

一七九〇年代に入るとポーランドの分割にともない東欧のユダヤ人の七五パーセントは、専制主義的なロマノフ王朝の支配下に組み込まれた。ギリシア正教会の強烈な反ユダヤ主義の影響を受けていた専制君主とユダヤのラビ主義の指導者たちは折り合いをつけることができず、ユダヤ人の貧困はさらにその度合いを増していった。ロマノフ王朝は、ユダヤ人からアルコール飲料販売の独占権を剝奪するとともに、ユダヤ人のロシアへの移住をきわめて困難にする措置をとっていた。

第一次世界大戦が勃発する以前の三〇年において、産業革命がポーランド、ウクライナ、ベラルーシのユダヤ人居住地に浸透するにつれてユダヤ人の経済状態はかなり改善され、きわめて高い知性と活力をもったイディッシュの世俗文化がオデッサをはじめとする都市において生まれた。こうした経済的、文化的発達は、大戦と大戦後のソビエトの人民委員がユダヤの宗教と独自性に対して抱いていた敵意によって抑圧されてしまったのだが、ユダヤ人に対するその種の敵意の大半は、そもそもユダヤの宗教と独自性にかんする革命的な左派が生みだしたものだった。

大戦後のポーランドにおいて新たに樹立されたカトリック国家は、ユダヤ人の繁栄と平等権に敵意を抱いていた。それに引き続いたのがナチの進攻であり、それは、ポーランド人とウクライナ人の抵抗運動ばかりか、ユダヤ人のホロコーストを引き起こしたのである。

一九四八年のイスラエル国家の樹立として具現化した、ほとんどすべての地域のユダヤ人の生活に根づいていた求心力のゆえに、ユダヤの歴史は、一九四五年以降、カナン、ユデア、パレスチナといった様々な呼び名をもっていた、地中海東海岸の細長い砂地の僅かばかりの「約束の地」というプリズムを通して書かれるようになった。三五〇万人の人口を擁していたポーランドの数多くのユダヤ人居住地がナチによる占領時代に駆逐され、リトアニア、ウクライナ、ベラルーシのユダヤ人の人口が減少したことにともなって、急速に同化していたアメリカのユダヤ人が、世代を越えて引き継いできたユダヤ人としての独自性の融解に歯止めをかけようとして使用するようになったシオニズムとイスラエルという概念は、以前にも増して強調されるようになっている。イディッシュ語を話していた世代が姿を消してしまった時代の流れは、イディッシュの言語と文化を復活させようとする努力を重ねている一握りのユダヤ人が残されているとはいえ、シオニズムとイスラエルという二つの概念の強調に拍車をかけていると言うことができよう。

しかしながら、二〇世紀初頭へと流れ込んでいったユダヤの思想と文化は、本来的には、ポーランドとその辺境の地だったウクライナにおいて一四八〇年から一六四〇年にかけて形成されたものだった。それは、黒死病の蔓延とその結果として東方のスラブの領土に移住せざるをえなかったユダヤ人が中世末葉のドイツにおいて形づくっていた言語、組織的な共同体、宗教運動を継承した一つの世界だった。

ユダヤ人は、一六〇〇年頃、ポーランドの君主制と貴族階級の庇護のもとに享受していた安全、繁栄、学問のレヴェルを、二〇世紀の末葉までアメリカとカナダ以外の地でふたたび達成することはできなかった。ポーランドは、ユダヤ人にとって黄金のメディーナ（国家）であり、その地において生みだされた特有の思想世界と行動様式は、一九〇〇年頃のアシュケナージ（ドイツ・ポーランド・ロシア系ユダヤ人）にとってもその中核をなしていた。黒死病以降の東欧のユダヤ人世界の枠組み、残響、遺伝子的な要因は、イディッシュ語という基盤を欠いており、その歴史の大部分が忘れ去られているとはいえ、今では英語を話している北米のユダヤ人やヘブライ語を使っているイスラエルのユダヤ人から消え失せてしまったわけではない。

かつて東欧に移住せざるをえなかったユダヤ人は、スターリン主義による抑圧によって言語的、文化的独自性の多くを失っていたにもかかわらず、一九八〇年代から一九九〇年代にソビエト連邦からイスラエルと合衆国へと大量移住することによって、識閾下においても、遺伝子の側面においても世代を越えて継承していた一六世紀のスラブの遺産を新たに活性化したのである。辛抱強く待つだけの忍耐力を持ち合わせていれば、歴史は、私たちの目の前で驚くべき光景をくりひろげてみせることだろう。

III 歴史

第八章　毒蛇と宇宙塵

一九世紀のハンブルクの疾病史家リチャード・エヴァンズが指摘しているように、流行病が勃発したときには似通った反応があらわれる。人々は、安全だと思われている地域に難を逃れようとするのだが、そうした避難場所は、一般的には牧歌的な郊外であることが多いし、疫病の責めを異邦人や嫌われている少数民族に負わせる共同謀議の理論がもちだされる。これはさほど古い話ではないが、一八三一年に飲料水の汚染のせいでポーランドでコレラが流行したとき、その責めを問われたのはユダヤ人だった。

近代医学は、黒死病が主として齧歯類、とりわけ、ラットの寄生生物によって伝染したペストだったという共通の認識に達している。黒死病には家畜の伝染病である炭疽病もかかわっており、炭疽菌に感染した家畜からヒトへと広まっていったと考えられている。だが、こうした共通の認識が間違っている可能性がないわけではない。歳月の経過とともに黒死病の解釈は大幅に変化しており、様々な考え方が生まれては消えていった。中世の最初期に疫病の解釈としてもちだされたのは爬虫類だったし、現代科学が提出している解釈のうちもっとも大胆な仮説は、その起源を宇宙塵に求めている。

今日では疫病と結びついているのはラットとノミなのだが、この組み合わせは、中世の人々の想像力に訴えかける力をまったくもっていなかった。ラットもノミも、中世イングランドの動物絵画のコレクションや動物百科事典においては、たとえば、マウスやアリと違って重要な役割を果たしてはいなかった。ウィリアム・ラングランドは『農夫ピアズの幻想』(一三八〇年)の中でラットを好ましからざる動物として描いているのだが、それは、ラットが私たちの食料を食い荒らすからであって、疫病を広めるといった論拠にもとづいていたわけではなかった。ラットがヒトの疫病の前兆であるといった言及がまったく見られないという事実は、同時代の人たちがラットが引き起こす疫病といった考え方にまったく意義を認めることができなかったことを示していると言うことができよう。だが、人々は、牛のような家畜が疫病に感染するという知識なら持ち合わせていた。

人々は、はるか彼方に住んでいる、自分たちがあまり知識を持ち合わせていない動物に関心を抱いており、それこそが大気を限なく汚染することができると信じられていた猛毒の源、あるいは、その手引きをしている元凶だと考えていた。人々は、また、感染源として海洋に強い関心を抱いていた。ルイ・サンクトゥス・オヴ・ベリンゲンは、アヴィニョンから出した一三四八年四月二七日付けの手紙の中で「感染症は、ジェノヴァに入港した三隻のガレー船によってヨーロッパにもたらされたものであり、恐るべき疾病は東洋から運ばれてきたのだ」と書き残している。人々が発病した後、ジェノヴァを追い出された三隻の船は寄港した先々に疾病を広め、そのうちの一隻は、最終的にはマルセイユに入港したというのである。

この物語は、勿論、正真正銘の事実だったものと思われるのだが、たんにそればかりか、「愚人の船」、「呪われた船」といった文学的なモティーフによって強力な共感を引き起こすだけの力を秘めている。ベリンゲンは、さらに、人々は、ガレー船が運んできた、疫病に感染している恐れのあるスパイスやある種の魚類を口にしようとはしなかったのだが、それは、そうした魚類が汚染された海洋で捕れたものではないかと人々が考えたからだと思われると書き加えている。

疫病を引き起こす元凶である毒に関するさらに重要な意味をもっていた推測、つまり、毒によって汚染された大気（瘴気）というすでに広く流布していた概念とかかわりをもっていたと思われる推測において重要な役割を担っていたのは、一般的には異国情緒に富んだ様々な爬虫類、とりわけ、毒蛇だった。ベリンゲンは、一三四七年九月に東洋のとある地域を三日間の災厄が襲って国中を恐怖に陥れた様子を詳しく述べている。まず一日目にはカエル、毒蛇、トカゲ、サソリをはじめとする毒液を分泌する動物が雨あられと降り注いだ。こうした動物は、すべてイングランドの動物絵画コレクションにしばしば登場するのだが、興味深いことに、そこではサソリはトカゲの一種として描かれている。そのほかの同時代の著述家たちも、火炎、ヘビやサソリなどの毒液を分泌する動物が降り注いだといった、ごく似通った記述を残しており、そうした災厄は、ペルシャと中国の間の国々において起こったものだと考えられていた。これらの著述家たちは、爬虫類が、地震によって汚染された大気とともに地下から吐き出され、そのいずれもが疫病を引き起こしたと書き残している。

これらの物語は、ヤハウェがイスラエル人を使役していたファラオに疫病で、さらには、すべてのエジプト人の初子の死によって返報した旧約聖書の記述を連想させるのだが、ヘビに魔術的な意味合いをもたせている点も、また、モーゼがファラオの前でアロンの杖をヘビに変えたという記述を反映している。

具体的な観点からすれば、ヘビに与えられていたもっとも重要な特徴は、それが感染力ばかりでなく、治癒力をもっていると考えられていたことにある。ヘビの毒液、血、炙って乾燥した肉は、東洋医学においては今なお薬剤の重要な成分の一つである。中世ヨーロッパにおいて万能薬は、いかなる薬剤よりも尊ばれ、また、もっとも高価であり、種種雑多な成分が配合されていたのだが、皮を剝いであぶってすりつぶしたヘビの肉は、欠くことができない成分の一つだった。

万能薬を詰めた壺は、もっぱら地中海を航行するガレー船によって運ばれていたのだが、イングランドの食料雑貨商のギルドは、その積み荷に常に監視の目を光らせていた。この交易は利幅が大きかったことから、ギルドの目を掠める不正な取引が横行していたからである。この種の万能薬は、フランスとの戦争のせいで交易が途絶えがちだったばかりか、南ヨーロッパの需要が増大していたことから、イングランドにおいて人々がそれをもっとも必要としていた一三四九年には、容易に手に入れることができない状況が生まれていたものと思われる。

万能薬の効力の基本をなしていたのは、一般的には同毒療法《ホメオパシー》であり、ヘビに咬まれたときの治療は、その主だった使用法の一つだった。一三六一年に疫病に感染してこの世を去ったランカスターの公爵ヘンリー・オヴ・グロスモントは、その著書（罪に対する精神的な療法に関する著作であって、施療に興味深い側面から考察を加えている）において、「解毒剤は毒を原料としているので、そのほかの毒を中和させることができる」と書きとめている。

グロスモントは、また、解毒剤には悪徳を治癒する効能があると考えていた。それは、「精神に入り込んできた毒である罪を洗い流す力を人々に与えてくれる」薬剤だった。疫病は、人間が犯した罪に対して神が下し給うた罰であり、その元凶はヘビをはじめとする爬虫類の毒とかかわりがあると考えられていたことから、解毒剤は、疫病に対するとりわけ効果的な治療、予防薬だったのである。

一五世紀にイングランドで出版された、薬剤の使用法に関する助言を収録した書物は、疫病が流行しているときには解毒剤を色艶のよいワイン、ビール、薔薇香水に溶かして一日二回、薬剤に効能を発揮させる時間を確保するため食事を摂るかなり以前に服用するよう勧めている。

黒死病の流行の初期の時代において、解毒剤のもっと熱心な提唱者だったのは、自らも黒死病に感染して一三四八年六月に死亡したボローニャとペルージアの高名な医師ジェンティーレ・ダ・フォリーニョだった。ジェンティーレは、疫病に関する論文において、解毒剤は少なくとも一年間は継続して服用しなければならないと力説している。また、子供には解毒剤を服用させてはならず、皮膚に擦り込んでやるべきだとジェンティーレは考えていた。

ジェンティーレは、また、こうした爬虫類の毒液に対処するそのほかの治療法についても言及している。彼が勧めている強壮剤のなかには、エメラルドを使用したものもあった。ヒキガエルがエメラルドに目を向けると、この宝石は、その目を打ち砕くとジェンティーレは信じていたのである。それればかりか、ジェンティーレは、魔除けの指輪を嵌めるよう勧めているのだが、この種の記述は、ペルシャの諸王の時代にまで遡る類いのものである。指輪を飾っているアメシストには、多くの場合、毒ヘビに絡みつかれた一人の男が腰をかがめて毒ヘビの頭を右手で、その尻尾を左手で握りしめている図柄が彫り込まれていた。

解毒剤は、広く用いられていたにもかかわらず、何かと議論を呼ばないわけにはいかない薬剤だった。それは、ほとんどすべての疾患の治療薬として用いられていたばかりか、魔術を連想させる類いのものであるとともに、同時代の知性と矛盾しない、合理的な分析によってその効能を説明しえないものだったからである。また、それは、なおざりにできない問題を孕んでもいた。ヘビは、異教の医術の神であるアスクレピオスの象徴であるとともにその化身であり、古代の神々のなかでももっとも力強い命脈を保っていたアスクレピオス崇拝に対して、聖アウグスティヌスは五世紀に激しい攻撃を加えていたからである。こうした伝統は、今なお医業を象徴しているアスクレピオスの杖に垣間見ることができる。

一二七〇年頃活躍していたポーランドのニコラウスは、モンペリエ大学で医学に二〇年間携わっており、その頃、解毒剤の価値を合理的に解明しようと試みたのだが、これは、その種の試みのなかでももっとも広く知られているものの一つである。最終的には、ニコラウスは、問題の立て方が不適切であるとの観点から理論化を否認し、ポーランドに帰国したのだが、彼自身は、ヘビ、ヒキガエル、トカゲの肉の医療的価値をまったく疑っていなかった。王侯貴族のような口腹の楽しみに贅を尽くすことができる人たちは、それを三度三度の食事に口にすべきであると彼は考えていた。「神は、自然界のありとあらゆるものに信じられないほどの効能を与え給うた。醜悪だったり、忌まわしかったり、ごくありふれたものは、そうした度合いが強まれば強まるほど、それだけ強力な効能をもっている」

とニコラウスは論じている。

こうした考え方と対照的だったのは、金を基調にした薬物療法であり、それを提唱していたのは、錬金術に信頼を寄せていた医師たちだった。ニコラウスは、こうした連中は患者から金銭を掠めとってその死を早めるインチキ療法士にほかならないと断定していた。疫病が蔓延していた時代にその治癒を手掛けていたほとんどの医師たちは、当然のことながら、ジェンティーレ・ダ・フォリーニョと同じように、治療には解毒剤ばかりでなく金を用いていた。だが、解毒剤の効能は経験によって証明されていると確信していたニコラウスにとって解毒剤と金はまったく別物だった。

初期の中世医学の歴史学者ペリグリン・ホーデンは、ヘビの理論にさらに大きな歴史的な意味をつけ加えている。ホーデンは、中世の人々に神秘的なイメージを抱かせるだけの力をもっていたヘビ、毒蛇、龍は、ほとんど自由に置き換えることができる形象であって、龍は有害な疫病を引き起こす活力の具象化であると述べている。

トゥールの聖グレゴリウスは、テヴェレ川の氾濫によって五八九年一一月にローマが洪水に襲われたときの状況を、「水ヘビの途方もなく大きな群れが、胴まわりが大木の幹ほどもある巨大な竜を真ん中にはさんで川から海へと流れ込んでいったのだが、こうした怪物の群れは、海の荒波に呑み込まれてしまい、その死体が累々と浜辺に打ち寄せられた」と書き残している。その後、突発的に流行した疫病の最初の犠牲者の一人は教皇ペラギウスだった。その跡を継いだのは後に「大教皇」として世人の尊崇を集めたグレゴリウスだったのだが、彼は、ローマの人々を引き連れて悔悟の行列をおこなった。だが、新任の教皇にとって、いったいそれ以外のいなかる手段を講じることができただろうか？

トゥールの聖グレゴリウスは、疫病がガリアを襲った予兆は奔流のような豪雨だったと書きとめている。トゥールの聖グレゴリウスのこうした記述に触発されたデイヴィッド・キーズは、近年、『西暦五三五年の大噴火』を著している。この作品では、その因果関係は、五三五年に起こったジャワの火山の大噴火が全世界に暴風雨や洪水といった途方もないほどの自然災害を引き起こし、この災害が六世紀の疫病の勃発と何らかのかかわりをもっていたという枠組に沿ったストーリーとして展開されている。

トゥールの聖グレゴリウスは、その種の災厄についてそれなりの理解をもっていたのかもしれないし、中世の人々が疫病を空想上の動物である大海蛇と結びつけていた背後には、六世紀の記憶の残滓が作用していた可能性もありえないわけではない。今日においても、洪水が感染症を連想させるという事情に変わりはない。壊滅的な洪水に襲われた地域の映像をテレビのニュース番組で目にしていると、それがノースカロライナであれ、モザンビークであれ、たいていの場合、レポーターは、「こうした哀れな被災者は、家屋や近親者の命を奪われたばかりか、今では感染性疾患の蔓延の脅威にさらされているのです」といった決まり文句を口にする。

こうした決まり文句は、中世ばかりか現代社会においても効力をもっているのだが、それは、ユング心理学が言うところの集合無意識に蓄積されている元型（人間の精神の内部にある、祖先が経験したものの残滓）に根差しているということができるのかもしれない。そうした図式の中では、洪水は、毒蛇と、さらには、疫病の蔓延と分かち難く結びついているのだ。テレビのレポーターは、六世紀のトゥールの聖グレゴリウスと同じように、私たち人類にとって普遍的な「元型」という枠組みの中で洪水をとらえているのである。

疾病は宇宙から地上にもたらされたという考え方は、もう一つの「元型」として理解することができるのだが、これは、今日、ＳＦ作家たちが猫もシャクシもとり入れているモチーフの一つである。だが、こうしたモチーフがいかに陳腐なものであるとしても、宇宙からもたらされた疾病という考え方が、科学的な根拠を欠いた御伽噺だというわけではない。

黒死病宇宙起源説を初めて提唱したのは、フレッド・ホイルとチャンドラ・ウィックラマシンジの共著『宇宙から病原体がやってくる』（一九七九年）である。それ以降、二人の作家は、一連の作品を相次いで著しているのだが、一九九三年に出版した『宇宙における私たちの位置』（一九九三年）では、新たな研究成果に依拠しながらかつて自分たちが提出した理論に少しばかり批判的な立場をとっている。ホイルは、ケンブリッジ大学の高名な天体物理学者であり、ウィックラマシンジは、カーディフのウェールズ大学の応用数学の教授であるとともに数学学部の天文学者である。

二人の科学者は、最初期の地球は通説とは異なって生命の誕生にとって適切な条件を備えていなかったと主張している。生命は宇宙から地上にもたらされたと考えた方がはるかに理にかなっていると言うのだ。

ダーウィンの進化論は、ある程度、生命の成り立ちを解き明かしてくれるのだが、そこには厄介な矛盾があると二人の科学者は考えている。植物や動物のなかには、生存の確率とは明確なかかわりのない進化論的特質をもっているものがいるからだ。たとえば、細菌のなかにはきわめて高いレヴェルの放射能や途方もない低温に耐性をもっているものがいるのだが、その限度は、地球に固有の条件をはるかに上まわっており、こうした特性をもった細菌は、宇宙空間でも生存を続けることができる。

太陽系宇宙空間には細菌の「種子」、つまり、脱水状態の中空の細菌という特性をもった粒状物が遍在している。太陽系宇宙空間という条件のもとでは有機物の複製は不可能だが、こうした事情は、彗星には当てはまらない。大量の水分を含んでいる彗星は、恒星の側を通り過ぎるとき蒸発作用によって大量の塵を放出する。

一九八六年にハレー彗星が地球に大接近したときおこなわれた実験は、彗星が放出した物質が太陽系宇宙空間に遍在している「有機的な」粒状物に酷似していることを明らかにしている。このように彗星が物質を放出することによって、「ありとあらゆる種類の細菌やウイルスが大量に宇宙から地上の動植物に遍く降り注いでいる」と二人の科学者は提唱している。

ホイルとウィックラマシンジは、人類の疾病の歴史とは宇宙から降り注いでいるこうした有機物に由来する「病原性試練」の一種だと考えている。つまり、すべての疾病は、究極的には、地球の大気圏外から地上に降り注いだものであって、二人の科学者は、それを「垂直伝播」と呼んでいる。しかしながら、二人は、それ以降のヒトからヒトへの疾病の感染、つまり、「水平伝播」を除外しているわけではない。

疾病がいったん垂直伝播を遂げると病原体保有宿主が生まれ、病原体は、その体内で当分のあいだ生きのびることができるのだが、その期間が数世紀にすら及んだこともあったものと思われる。また、この種の病原体は、地球大気圏外から「援軍」が送り込まれなくてもその感染力を維持することができる。結核はその種の疾病であり、結核菌はこの世に常に遍在してきたと考えられている。疾病のなかには病原体保有宿主を生み出したとしても、地球大気圏外から援軍が送り込まれないかぎりその感染力が弱まってしまうものもある。天然痘はその種の疾病の一例である。

こうした理論によれば、ペストは、もっぱら垂直伝播に起因する疾病の典型である。というのも、それは、「何世紀もの長い時間的な間隔をおいて、突然、蔓延しているからであり、そうした長い期間に病原体がどこに潜伏していたかを理解することが困難だから」である。二人の科学者は、時間の経過とともに病原体の感染力が弱まって保有宿主がいなくなってしまったのだと結論づけている。だが、ペストの病原体は、非定期的ながら何度となく繰り返しこの地球に舞い降りてきたのだ。

ホイルとウィックラマシンジは、「ペストは、紀元後六〇〇年以降、一三四八年から一三五〇年頃にかけて黒死病としてふたたび姿をあらわし、人々の生活と社会を根幹から激震させたのだが、その間八世紀の長きにわたってこの地上から消えていたものと思われる」と言う。一七世紀の中葉まで大流行の余塵がくすぶっていたとはいえ、その火種が燃え尽きた以降は、一八九四年にふたたび中国で流行しインドに広まるまでの二世紀のあいだまたもやその姿を消している。

ホイルとウィックラマシンジは、疫病の伝播に関する従来の解釈に見られる矛盾を適切に指摘することによって自説を補強している。二人は、この疫病にはラットがかかわっていたことを認めている。だが、疫病がもっぱら移動性のラットの媒介だけによってヨーロッパ中に広まることができたという考え方を酷評し、「病原菌に犯されたラットが六カ月のうちにフランスの南部から北部に至る長い道のりを走破したばかりか、アルプス山脈を越えていったといった議論は、まるで馬鹿げているといっても過言ではない。それればかりか、海を越えてイングランドの片田舎まで進軍したにもかかわらず、その途次においてミラノ、リエージュ、ニュルンベルク（この三つの都市の発病率はきわめて低かった）への道筋は迂回したなどといった離れ業は、どこからどう考えても不可能である」と述べている。ミラノが伝染病地との交通の遮断を強行したという事実は注目に価するものと思われる。というのも、そうした措置が市民を疫病から守った可能性も十分考えられるからである。

ボヘミア（現在のチェコ共和国）とポーランドでは疫病が発生しなかったという事実は、一般的にはこの二つの地域にはラットが好む食料がなかったからだと解釈されている。中央ヨーロッパに棲息していたラットの「気難しい食性」という解釈を退けた二人の科学者は、この地域の気候が宇宙から降ってきた病原体の増殖にとって不適切だったのだと指摘している。

二人の科学者は、黒死病が異例ともいえるほど短期間のうちにきわめて広い範囲に伝播したという事実は、病原体が宇宙からもたらされたとする理論と矛盾しないと結論づけ、「病原菌に冒されたラットが大挙して進軍を開始したはずもない。ラットはそれぞれの棲息地で死んでしまったのだ」と述べている。

ホイルとウィックラマシンジの非の打ちどころのない理論構築にもかかわらず、黒死病の起源を宇宙塵に求めた二人の仮説は、この主題に関する一般的な歴史研究書からまったく無視されてしまった。だが、ホイルの仮説は、科学の世界においては意外なほどの共感をもって迎えられた。DNAの構造の共同発見者であり、ノーベル賞受賞者でもある分子生物学者サー・フランシス・クリックは、一九八〇年代にホイルと同じような論旨を展開し、マスコミにセンセーションを巻き起こした。宗教の発展への寄与を顕彰する名高い「テンプルトン賞」を一九九五年に受賞した理論物理学者ポール・デイヴィスは、『第五の奇跡――人類の生命と起源を求めて』（邦題『生命の起源』、一九九九年）を出版し、そのなかで惑星間の有機体の伝藩というホイルの理論に共感を示したのだが、彼の著作は、この点に関しては、またしても無視されてしまった。

黒死病に対して綿密な検討を加えてみれば、誰であれ、クマネズミによる伝播という通説がそのほんの一部しか明らかにしていないという疑念を抱かざるをえまい。この通説に家畜が媒介した炭疽病を加えてみたとしても、そのすべてが解明されているとはとうてい言えないのではあるまいか？

疫病の起源には洪水と毒蛇がかかわっていたという中世の解釈は疑わしいものであるとしても、その可能性を一概に否定することはできない。だとすれば、ペストをはじめとする様々な感染症が宇宙から垂直伝播によって地上にもたらされたとする仮説を不用意に捨て去ってよいはずがない。

中世の著述家は黒死病の起源を合理的にはありそうもない洪水といった本来の意味を大幅に歪曲していると思われる途方もない出来事に求めているのだが、アカデミズムの中世研究家というものは、そうした記述をキリスト教の黙示録の終末論的な文学の枠内に押し込めてしまう通弊をもっている。こうした学者たちは、とりわけ、「ヨハネの黙示録」に描かれている四終（死、審判、天国、地獄）のヴィジョンが、地震によって束縛を解かれた巨大な毒蛇が川を遡って疫病を広めたといった空想的なシナリオを紡ぎ出したのだと主張する。

だが、私たちは、こうした中世の解釈が細緻な技巧を凝らして聖書に描き出されている恐怖のたんなる模倣だと確言できるわけではない。こうした解釈が史実に依拠している可能性もあるからだ。それを理解するには、中世初期にウェールズの各地のキャンプファイアーを囲んで語り継がれていたアーサー王、グウィネヴィア王妃、ランスロットをめぐる物語が史実に依拠しており、一二、三世紀にそれを合理的に解釈しようとした国家と教会によって文学の片隅へと追い払われてしまったといった可能性が否定しきれないことを考えてみればよい。ロンドン大学の無名の理事だったジョン・モリスが『アーサー王の時代』（一九七三年）の執筆によってアーサー王伝説の起源を史実に求めたとき、アカデミズムはモリスを嘲笑した。だが、それは、あまりにも早計だった。毒蛇が川を遡って疫病を広めたとの記述によって黒死病の起源をヘビに求めた中世の著述家たちが何か重要なことに気づいていた可能性もけっしてないわけではない。

黒死病が引き起こした途方もない惨禍は、その必然的な結果として、その後の歴史において様々な解釈を生みだしたのだが、疾病が宏大な宇宙を経めぐっている帚星の箒の作用によって地上に垂直伝播したという仮説は、私たちの時代が提出した一つの解釈にほかならない。尊敬に値する科学者や科学作家が天体物理学の理論に依拠しながら提唱している「宇宙塵理論」は、それを支持している人たちの数はけっして多くないとはいえ、中世において固定された「水ヘビ説」と同じように私たちの心を揺り動かす力を秘めている。

今日、いかなる解釈といえども正史を脅かすほどの説得力をもっているわけではないのだが、私たちが共有している意識は、この物語がきわめてユニークで恐るべきものであること、また、そのように考えなければことの真相を明らかにすることはできないという感触を嗅ぎ取るはずである。

第九章　アフリカ断層の遺産

一九六〇年代から一九七〇年代の初め頃にかけて、古生物学者たちは、ケニアとタンザニアの国境近辺の東アフリカの断層（深い峡谷）においてきわめて重要ないくつかの事実を発見した。

まず最初、メアリー・リーキーが、小型の馬を引いている最初期のヒトの足跡を粘土の化石から発見した。次いで、グラント・ヨハンセンが、それまで知られていたうちでもっとも古い、二五〇万年前の最初期のヒトの人骨の一部を発見した。この原人は、黒人だと推定されている、一二〇センチばかりの背丈をもった女性であって、ルーシーと名づけられた。というのも、この二足（直立）歩行が可能だったと認定できる原人が発見されたとき、ヨハンセンの発掘キャンプのテープレコーダーがビートルズの「ルーシー・イン・ザ・スカイ・ウィズ・ダイアモンド」を流していたからである。

最初期のヒトは北京、ジャワ、さらには、ヨーロッパといった様々な地域において単独で出現したのか、それとも、一カ所で出現したものが、何百万年もの歳月のうちにそこから広がっていったのだろうか？　学者たちはこの問題について久しく議論を闘わせてきたのだが、この論争は、ルーシーの発見によって伝播論に軍配が上がったと言えるのではあるまいか？　一九七〇年代から一九八〇年代にかけておこなわれた様々な検証は、ルーシーの出現がそれまでに発見されていたいかなる初期人類よりも先行していることを明らかにしているからである。

人類は、何百万年という途方もなく長い歳月のうちに環境の変化、さらには、食料の採集と狩猟の必要に迫られてアフリカから全世界へと広がっていったと思われる。こうした伝播の輪が西ヨーロッパに達したのは一〇万年前のことだった。この伝播の主要な経路は、地勢的な条件にもとづいてケニアからナイル川を経由してスーダンとナイルデルタに、さらには、地中海沿岸に至る漏斗状をなしている。これは、記録文書が作成されるようになった紀元前四〇〇〇年頃以前の先史時代を彩っている、地球レヴェルの途方もなく大掛かりな伝搬だったに違いない。

ナイル川は、また、その後の歴史において、人類の敵である流行病が伝播していった主要な経路でもあり、中世の疫病から現代のエイズに至る種々の疾病は東アフリカに端を発している。ルーシーの生まれ故郷は、人間の社会の起点であるとともに、人類の生存を脅かしてきた疾病の起点でもあるのだが、いくつかの疾病については、そうした事情は、今日といえども変わりがない。一九九九年の夏から二〇〇〇年にかけてニューヨーク市とロングアイランドを脅かした最新の疾病の病原体である西ナイルウイルスも、また、西アフリカ（ウガンダの西ナイル地区）に端を発している。

原人は、霊長類の一種と位置づけることができる。私たちは、進化の過程においてそれぞれの種がどのようなかかわりをもっていたかについて正確な知識をもっているわけではないのだが、ルーシーは、私たちすべてと東アフリカに起源を有する初期人類にとって共通の原型だと考えることができる。だが、人類生誕の地は、また、人類の生存を長年にわたって脅かしてきた感染性微生物という悪夢の温床でもあった。こうした疾病は、地勢的な条件にもとづいて東アフリカからスーダンを経由してナイルデルタ、地中海沿岸へと漏斗状に伝播していった。中世に大流行したペストや現代社会に住んでいる私たちを脅かしているエイズがこうした経路をたどって広まっていったことは疑いのない事実であり、そのほかの生物医学的な災厄、とりわけ、天然痘の起源と伝播の経路も、また、その例外ではなかったと推測されている。

しかし、それでは、なぜ東アフリカなのだろうか？　何千万年もの昔の原始の時代では、原人が人類へと進化する気候的、地勢的条件が整っていたのは東アフリカだけであり、したがって、東アフリカを襲った疾病が、その起源がいかなるものであったとしても、そのほかの地域には攻撃を加えるべき生命がごくかぎられていた、あるいは、まったく見られなかったことから、その地において感染力をもつことができたということなのだろうか？

汎発流行病がすでに太古の昔から存在していたことは、旧約聖書の記述にも明らかである。そこでは、疾病は、ヤハウェが選ばれた民族であるユダヤ人を使役していたファラオに対してとる一つの手段だった。ヤハウェが一〇の疫病によってファラオとエジプト人を懲らしめた後、さしも頑迷なファラオも、ついにはユダヤ人を解き放ち、民衆を率いたモーゼは、紅海を越えて約束の地に向けて旅立っていった。ユダヤ教徒たちは、「過越しの祭」の夜にはマーニシュビッツの赤ワインを一〇滴たらして「セデルの祝」を執り行なうのだが、これは、ユダヤ人のエジプト脱出を今日に伝える記念碑的な慣習である。

残忍なペリシテ人も、疫病に襲われたことがあるし、アッシリア人は、エルサレムの防壁の傍らに軍営を張っていたとき、兵士たちが突発的に疫病に見舞われたせいで囲みを解いて軍を引かざるをえなかった。旧約聖書にも描かれているアッシリアの兵士たちを襲った疫病は、紀元前六世紀の特定の史実にある程度依拠していると考えられている。

紀元前四世紀のアテナイでは疫病が大流行した。これは、疑いのない歴史的な事実であると考えられている。この疫病によってアテナイの指導者ペリクレスが死亡したばかりか、壊滅的な大混乱に陥ったアテナイは、スパルタを相手取ったペロポネソス戦争に予想外の敗北を喫してしまった。この汎発流行病の病名を知っている人は誰もいないのだが、ほとんどの歴史学者は、ペストだった可能性がないわけではないにしても、もっとも疑わしいのは天然痘だと推測している。いずれにせよ、それは、おそらく、東アフリカから地中海沿岸に至る死の経路の中継点であるエジプトにもちこまれ、交易ルートを経由してアテナイを襲ったものと思われる。その当時、アテナイの人々にとってエジプトが憧れの地だったことを考えてみれば、この推測はさほど不自然ではない。

今日、数多くの学識者は、知力の発達した、ある程度民主主義的な政体をとっていたアテナイが独裁的、軍国的、非知性的なスパルタに敗北を喫した事実は歴史的に重要な意味をもっていると考えている。一九五〇年代に一二巻から成る大著『歴史の研究』を擱筆したアーノルド・J・トインビーは、ペロポネソス戦争を歴史の一つの大破局と捉え、西洋文明も、また、まさにそうした破局を迎えるよう運命づけられていると理解していた。だが、トインビーは古典的な学者であり、その種の命題を誇張する傾向をもっていた。トインビーの見解に説得力がないわけではないが、疫病は、アテナイを疲弊させ、その敗北の一因をなしたという解釈にも、それと同程度の説得力があるということができよう。

汎発流行病は、紀元後四世紀の末から五世紀にかけてローマ帝国に生物医学的な災厄を何度となく引き起こすことによって帝国を疲弊させ、ゲルマン人とモンゴル人の侵略を誘発したという意味合いからも世界史の道筋を決定づけているのだが、そうした事情は、七世紀のイスラム教徒アラブの大膨張についても当てはまる。

ローマ帝国は、ローマの貴族と上位中流階級による統治のもとに古代地中海文明を統合し、その版図は、レバノンからスコットランドまで、ウィーンから五〇〇マイル離れたチュニス、さらには、北アフリカのマグレブまで、パリからエジプトの南の国境とスーダンまで広がっていた。ローマ帝国は、高度に洗練された美的感覚と生産性に富んだ文明を擁するとともに、宗教と法律の分野における創意に富んでいた、都市を中心とした平和国家であり、様々な民族によって構成された帝国の人口は、紀元後二五〇年の時点でほぼ五〇〇〇万人に達していた。

一連の悪疫と汎発流行病がローマ帝国を襲ったことによって、七世紀の中葉には政治的、文化的な統一体としての帝国は西ヨーロッパに限定されてしまい、それにとって代わったのは、凶暴で安定性を欠いていた無知蒙昧で野蛮な王国だった。紀元後七世紀頃までには、地中海沿岸の東西の地域ばかりか、アナトリア(今日ではトルコのアジア領)すらイスラム教徒アラブの支配下に置かれており、ローマ帝国は、コンスタンチノープルとバルカン半島の一部にまで押し込められていた。

エドワード・ギボンが一七七六年に『ローマ帝国興亡史』の第一巻を出版してからこの方、歴史家たちは、地中海沿岸地域と西ヨーロッパにこのような途方もないほど規模の大きな変転がもたらされた原因について思索をめぐらせてきた。ギボンは、それを、帝国が来世への執着が強いキリスト教信仰を限度を越えて国政にとり入れたばかりか、通信、輸送のネットワークの限界を越えてまで版図を拡大する極端な巨大化傾向をもっていたせいだと考えていた。一九三〇年代にエール大学で歴史学を講じていたマイケル・ロストヴツェフは、ローマ帝国の凋落を、権力が一つの階級に集中したばかりか、権力者たちの大部分がものを見極めるだけの理知を欠いていたせいだと考えていたのだが、こうした理解には、帝政ロシアの運命を予測し、ボリシェヴィキが政権を握った直後にロシアから逃れた彼自身の過去が反映されているものと思われる。

一九五〇年代以降の研究は、こうした解釈を劇的に変容させ、ローマを疲弊させたのは疫病だったという結論に達している。紀元後二五〇年から六五〇年にかけて地中海世界は、引いては押し返す波のような汎発流行病に襲われ、その人口が少なくとも四分の三にまで減少したことから、機械類への依存率がきわめて低く、そのほとんどを人力で賄っていた生産部門は深刻な労働力の不足に陥った。その結果として、食糧供給の低下、産業生産の劇的な減少、外部世界との交易の低下といった様々な状況が派生した。こうした状況は、すでに不十分だった税基盤を逼迫させ、行政と防衛の資金が減少したことから、帝国の極端に長い国境を防衛する兵士の数が不可欠な限度をはるかに越えて減少した。

ギボンの理解は正しかった。地中海沿岸地域の人たちは、キリスト教に改宗することによって、紀元後四〇〇年頃までには、来世への執着を強めるとともに俗世のしがらみを疎ましく思うようになっていた。また、帝国は、ギボンが指摘しているように、行政の管理能力をはるかに越えた「中庸を欠いた巨大化」に苦しんでいた。階級闘争と社会的、文化的な一極集中は、ロストヴツェフが主張しているように、帝国の安定を損ねていた。そればかりか、しかるべき資質を欠いた人物が皇帝の座を占めることもそれほど稀ではなく、政治的、軍事的な判断の誤りは家常茶飯と化していた。

しかしながら、ローマを滅亡させることによって歴史の道筋を変えてしまったのは、何度となく繰り返し帝国を襲った流行病がもたらした人口の減少と、恐怖心が引き起こした人心の荒廃だった。ローマ帝国の最大の敵は、帝国の内部的な要因というよりはむしろ、ローマの人々が戦う術を知りえなかった悪疫だったのである。

ローマ帝国を襲った三つの汎発流行病は、紀元後二五〇年から四五〇年に流行った天然痘と淋病、五四〇年から六〇〇年にかけて蔓延したペストだった。天然痘と淋病の感染経路は明らかにされていないのだが、歴史学者のなかには、中央アジアが発生源ではないかと推測している人たちもいる。東アフリカに始点をもつ「死の経路」を経由してローマに侵入したと考えることもできるし、紀元後五〇〇年以降に蔓延したペストは、おそらくこの経路を辿ってローマ帝国に侵入したものと思われる。

天然痘は、一九七八年に公的に絶滅が宣言されており、今日、そのウイルスが命脈を保っているのは、二、三の研究所の試験管の中だけである。だが、それに先立つ一五世紀の長きにわたって、天然痘は人々の生命に対する最大の脅威の一つだった。ほとんど全世界で実施されるようになった幼児期の予防接種の効力によって、少なくとも西洋世界においては一九三〇年代以降、現実的な脅威はほとんどなくなってしまったとはいえ、一八〇〇年頃までに話をかぎれば、天然痘は死亡率のきわめて高い恐るべき疫病だった。

人為的な手段によって免疫をつける術《すべ》を知らなかった時代においては、感染しながら幸運にも一命をとりとめることによって自然免疫がついた人たちを除けば、この疾病の餌食となって命を落とす確率は、今日においてはほとんど信じられないほど高いものだった。天然痘は、一六世紀にはメキシコから九〇〇〇万人の先住アメリカ人を一掃しているのだが、これは、自然免疫のついていたスペイン人征服者たちが新大陸にもちこんだウイルスのせいだった。天然痘は、また、二五〇〇年から四五〇〇年にかけてローマ世界に恐るべき被害をもたらすことによって、野蛮で未開な異邦人の侵入という新たな時代の幕を開けたのである。

性行為によって感染する淋病は、地中海沿岸地帯とローマ世界にとってその種の疾病としては初めてのものだった。淋病も、また、中央アジア、あるいは、東アフリカから侵入したのではないかと考えられているのだが、ローマ帝国の内部において自然発生的にあらわれた可能性がないわけではない。ローマ帝国は、動物との交接を含め、ありとあらゆる性行為に寛容だったからである。

淋病の出現は、道徳のありかたに警鐘を鳴らすことによって人々の観念を変えるだけの影響力をもっていた。四世紀に淋病が蔓延したことによって、教父聖アンブロシウスと聖アウグスティヌスは、性の乱れを戒めるとともに厳格な性倫理を規定した。性病に罹らなかったのは処女だけだったことから、処女は、教会において聖人と並ぶ高い地位を与えられるようになった。

淋病の蔓延は、科学的な知識をごく僅かしか持ち合わせていなかった社会に恐怖とペシミズムをもたらした。古代社会においては、多くの人々は、多神教徒とキリスト教徒の違いを問わず、信仰による癒しを求める度合いがきわめて高かった。地中海世界において安定した快適な生活を送っていた人々は、感染力の強い疾病が社会を荒廃させている状況に直面し、信仰による癒しと慰藉をさらに強く求めるようになっていった。

まず最初、ローマ世界を荒廃させたのは、天然痘と淋病という二つの疾病だったのだが、第三の疾病であるペストも、また、数多くの人々に猛威を奮った。六世紀の半ば頃、コンスタンチノープルに居を構えていたビザンチン帝国皇帝ユスティニアヌス一世は、軍隊と艦隊を増強して北アフリカとイタリアに進攻し、侵略者のゲルマン人を駆逐した偉大な支配者だったのだが、ペストの猖獗によって危機に瀕している、コンスタンチノープルをはじめとする地中海沿岸の数多くの都市に対しては施すべき術を知らなかった。

ユスティニアヌスの後継者たちは、七世紀の半ば頃サウジアラビアから進軍してきたイスラム教徒軍を撃退することができなかった。長年にわたってアラブを撃退してきたローマ防衛軍は、疾病による国力の衰退のせいで敗退を余儀なくされたのである。ユスティニアヌスが建設した聖智聖堂《アギア・ソフィア》を擁していたコンスタンチノープルは、何度となく敵軍にとり囲まれながら孤塁を守ってきたのだが、ボスニア進攻作戦を展開していたオスマントルコ軍がその一環としてコンスタンチノープルを攻撃したことによって、ローマ帝国の末裔は、一四五三年に歴史からその姿を消した。

中世ヨーロッパと総称される時代区分のうち八〇〇年から一三〇〇年に至る時代に国家が形成されて法体系が整備され、学問や都市文化が発達し、商業活動が盛んになったのだが、これは、気候が温暖化へと向かうとともに、汎発流行病が発生しなかったことに起因している。この頃、国家と教会の指導力が効果的に機能したことが、ヨーロッパの経済と学問の飛躍的な発達の一因だったとはいえ、ヨーロッパの活力と富の増大、耕地面積の拡大、都市の復興、とりわけ、九〇〇年から一三〇〇年におけるヨーロッパの急増（四倍）にもっとも寄与したのは、温暖な気候と生物医学的な環境だった。この時期、ヨーロッパは幸運に恵まれていた。だが、長い目で見れば、汎発流行病が長期にわたって姿を消したことによってヨーロッパは、それまでにも増して疫病に対して脆弱になっていた。こうした良好な環境の中では自然免疫がつく機会がまるでなかったからである。

一三世紀の西ヨーロッパは、アイスランドからワルシャワ、オスロからパレルモまで広がっていた。それは、ローマカトリック教会に帰依していた人々によって構成されていたラテンキリスト教世界と同義語だったのだが、こうした精神的な庇護のもとで教皇や聖職者たちを批判していた人々はけっして一部少数にかぎられていたわけではなく、いついかなる時代においても、総人口のうち少なくとも五パーセントの人たちはラテン教会には与さず、独自の教団（異端）を形成していた。

広大なヨーロッパ文明圏のなかでも最大の富ともっとも高い文化レヴェルを享受していた中心地域は、南イングランド、セーヌ川とロアール川に挾まれた峡谷平野に広がる北フランスとパリ、ロアール川流域の南フランス、ドイツのライン川流域、北海沿岸の大河の河口の低地帯、ポー川流域からローマに至る北イタリアだった。こうしたヨーロッパの中心地域は、人口密度も高く大きな都市を擁していた。

飲料水の確保と下水処理、都市を高い防壁でとり囲む土木技術などが未発達だったことから一三世紀においては、いかなる都市といえども、一二万五〇〇〇以上の人口を擁することはできなかった。だが、中心地域の周辺には五〇〇〇から二万ばかりの人口をもつ小さな町と五〇〇から二〇〇〇程度の人々が住んでいる無数の村々が散在していた。

ローマ帝国最盛時と同程度の五〇〇〇万ばかりの人口を擁していたと思われる一三世紀のヨーロッパは、社会と文化の数多くの点において驚くほど創造的だった。政府機関は、時代の要請に見合った法と行政の新たな体系を制定し、運営資金も豊かで数多くの学生たちが学んでいた大学は、研究者たちが哲学や神学の体系を構築する燦爛たる理論を展開する場であるとともに、弁護士や教育者を目ざしていた若者たちがそれぞれの専門分野の訓練を受ける場でもあった。

壮麗なゴシック様式の教会が建設され、彫刻、絵画、着色ガラスの吹き込み形成といった様々な視覚芸術が、その精妙さにおいてかつてなかったほど高いレヴェルを達成していた。自国語による国民文学がしだいに形をなしていく状況の中で中世の詩人や語り手が生みだした作品は、心の襞を読みとる深みのある描写力と直観的な美的価値をもっており、今なおすべての大学の文学部において綿密な分析が加えられている。

ラテンヨーロッパの世界の人々は、南のイスラム教徒アラブと東のギリシア正教会のスラブ人のいずれをも恐れておらず、その境界線において外敵を撃退していた。それは、活力、生産力、創造力に富んだ社会であるとともに、驚くほど平和的な社会だった。事実、一二一四年から一二九六年にかけてヨーロッパでは大規模な戦闘行為はまったく勃発していない。一三世紀のヨーロッパは、様々な意味合いからして一九世紀のヨーロッパとよく似ていた。

だが、一つだけ重要な意味をもった違いがあった。一九世紀のヨーロッパは、少なくともその後半においては、科学研究への投資を活発におこなうことによって、まず二〇世紀初頭の「新たな医学の時代」を、次いで一九四〇年以降の「生物医学上の革命」を生みだす基礎を築いた。一三世紀のヨーロッパは、光学の研究によってメガネが実用化され、機械仕掛けの柱時計に改良が見られたことを除けば、科学はまったく発達しなかった。

一六世紀以前には代数の知識が不足しており、人体の解剖が教会の規制によって禁じられていたばかりか、世俗の側でもそれを厭う風潮をもっていたことから、人々は、心臓が血液を身体の各部に送り込むポンプの機能を果たしているといった初歩的な知識すらもっていなかったし、大学においても、知性の分野では神学的、哲学的思索が驚異的な発達を遂げたとはいえ、自然科学を研究する教授がいなかったことから、自然の理解の分野においては、古代ギリシア・ローマが達成した業績を凌駕する進歩はほとんど見られなかった。

顕微鏡や望遠鏡が開発されたのは一六〇〇年以降の話であり、一三世紀において広く用いられていた科学の教科書は、アリストテレスが紀元前四世紀に著した著作だった。アリストテレスは様々な分野に傑出した業績を達成した天才だったとはいえ、科学の本質については基本的に誤った理解をもっていた。一六〇〇年頃ようやくアリストテレスの誤りが指摘されるようになるまで、ヨーロッパは、知的な袋小路に追い込まれ身動きがとれなかったのである。

ラテンキリスト教世界を特徴づけていた文化は、測り知れないほど豊かな創造力に恵まれた、だが、途方もなく片寄ったものだった。それは、物理学や生物学といった科学的な研究にはエネルギーを振り向けようとしない致命的な限界をもっていた。化学に関する少しばかりの知識をもっていたとはいえ、その知識は、卑金属を金に変えようとする錬金術の枠組みを乗り越えることができなかった。天文学に関する少しばかりの知識をもっていたとはいえ、その知識は、占星術と占いに情熱を吸い取られてしまい、自然の探求に向かおうとはしなかった。

ヨーロッパは、生物医学の分野においては極端に無知だった。オックスフォードのフランシスコ会修道士だったロジャー・ベーコンのようなごく僅かの奇人を除けば、壮麗な教会を建設し、新たな法律制度を発達させることができたヨーロッパの文化は、観点をかえれば、尊大で思慮を欠いていた。これは、私たちの文化を含めてこれまで地上に姿を現したいかなる文化といえども免れ難いことであるに違いないとしても、ヨーロッパの文化は、疾病の本質とその治療法のいずれについてもまるで無知であり、疫病の流行には極端に脆弱だった。ヨーロッパの文化は、疫病の蔓延が引き起こす荒廃を前にして、祈り、患者の隔離、郊外への避難、その恐怖に責めを負うべきスケープゴートを仕立てるといった、本質的に非生物医学的な対応しかとることができなかった。

事態が総じて好ましい方に向かっており、人々が平和と繁栄を享受してたらふく喰らい、太陽が輝き、雨が適度に降るといった順風満帆のとき、社会という大建築物に走っている僅かな亀裂、何らかの欠陥や問題点に気づき、手当をしないで放っておくと、それがいつの日にか幸せな暮らしの土台を切り崩し、不幸と恐怖をもたらしかねないという認識をもつことは、いかなる社会や文化にとってももっとも困難なことであるに違いない。

今日、私たちは、こうした内省について、私たちがもたなければならない水準にはけっして達していないのだが、一三世紀のヨーロッパはその比ではなかった。

これは、一つには、九五〇年以降、政治と経済が順調に発達していたせいであり、さらには、知識人や政治と経済の分野の実力者たちが抱いていたキリスト教的な展望のせいだった。つまり、多くの人々は、ラテンキリスト教世界が日々さらに幸福になる道筋を歩んでおり、その頂点となるべきキリストの再臨は、地上のすべての人々が教会に集うようになるまで先送りされているにすぎないといった共通の信念をもっていたのである。

たとえそうだとしても、一三世紀には悲観論者がいなかったわけではなかった。こうした人たちは、永続的な幸福に対する疑いをヨアキミズムと呼ばれていた黙示録的な終末観によって表現していたのだが、この名称は、一二〇〇年に死亡した南イタリアの修道士であり伝導師だったフィオーレのヨアキムに因んでいる。ヨアキミストたちは、この世はまさにサタンがローマの聖ペテロの座に就く時代に入ろうとしており、再臨が実現する前に暗黒と恐怖が支配すると主張した。こうした悲観論的な考え方は、新約聖書の黙示録から生まれたものなのだが、ユダヤ教の神秘主義カバラの影響もあったものと思われる。こうした思想は、支配階級、知識階級、さらには、ローマ教皇から糾弾されていたため、その信奉者はごく一部の少数派にかぎられていた。また、それは、純然たる宗教的な観念の表出だったことから、ヨーロッパの世俗的な社会構造の欠陥の分析、補修にはさほど裨益しなかった。

一三世紀のヨーロッパは、一九世紀の悲観的な経済学者マルサスが説いた古典的な人口論（人口増加は等比級数的、食糧増産は等差級数的であり、戦争、飢饉、疫病などが人口を抑制する）が当てはまる状況に置かれていた。長期にわたる異例な温暖な気候と疫病が流行しなかったことによって急増した人口は、十分な食料の供給を可能にし、それにともなって栄養状態が改善され、平均寿命が延びたのだが、農産物の増産に必要とされる耕地の拡大が限界に達したことによって、食糧供給が「等比級数的な」人口の増加を支え切れなくなる局面を迎えていた。近代以前においては、いかなる社会であれ、遅かれ早かれ、マルサス主義が言うところの「危機」を迎えないわけにはいかなかったからである。

中世ヨーロッパの人々は、そうした状況に対して、すでにその面積が大幅に減少していた森林地帯の樹木を焼き払って耕地に変えたり、穀類の栽培には適していないことからもっぱら放牧に利用していた郊外の岩の多い丘陵地帯の開墾を推し進めていた。人口の増加にともなって不動産の価格はうなぎ登りに上昇し、穀類や肉などの必需食料品の価格は、一三世紀中頃の小作農や都市労働者階級の快適な暮らしを圧迫するまでになっていた。

近代以前の社会においては、人々は、穀類の生産性を高める農芸化学の技術をもっていなかった。したがって、マルサス主義の言う人口の増大を阻害する要因は、もっぱら悪天候と凶作、それにともなう飢饉による大量死といった自然災害、戦争や一般市民の虐殺といった、人が自ら引き起こす恐怖という形をとってあらわれた。一四世紀前半のヨーロッパは、こうした冷酷な人口調節作用のいずれをも体験することによって健康状態を悪化させるとともに悲観論的な世論を醸成し、世俗的な問題に対する倦怠感を募らせていた。黒死病の大流行を引き起こす要因はすでに生まれていたのである。

一二九〇年頃、ヨーロッパがそれまで享受していた良き時代はすでに過ぎ去っており、それがふたたび回復された時期について、歴史学者のなかには一五〇〇年頃を一つの目安だと考えている人たちもいるのだが、最近では一七〇〇年まではそうした兆しは見られないと主張している人たちもいる。

ヨーロッパでは、二五年ばかりのあいだに時を同じくして久しく続いていた平和が終わりを告げたばかりか、農業にとって好ましくない気候に見舞われるようになっていった。気温がしだいに下がって湿度が高くなり、西ヨーロッパの各地は、一三二〇年代には夏の天候不順のせいで二度ほど凶作に襲われ、それにともなう大飢饉によって人口がしだいに減少していった。歴史学者たちは、こうした天候の悪化傾向が、北半球を二、三世紀ごとに襲う、自然条件にもとづく周期的な変化なのか、それとも、東インド諸島で二年間に火山が何度となく爆発し、大気圏に撒き散らされた火山灰がヨーロッパから十分な日照量を奪った自然災害によるものなのかの判断に迷っているのだが、おそらく、こうした二つの要因が同時に発生したものと思われる。

気候の変化に加わったのがヨーロッパの二大君主国だったフランスとイングランドの途方もなく長期に及んだ消耗戦だった。一三四〇年頃勃発したこの戦いは一般的には「百年戦争」として知られているのだが、実質的には一二九六年の戦闘に端を発した一五〇年戦争だった。フランスとイングランドは、織物の都市フランドル（ベルギー）とワインの生産地ガスコーニュ（ボルドー）の支配権をめぐって帝国主義的な戦いに突入したのである。一世紀半に及んだこの戦いのあいだには長期間の停戦や中断があったとはいえ、この戦いは、西フランスの三分の一の田園地帯を著しく荒廃させてしまった。

この戦いは、また、除隊兵士に率いられた組織暴力をイングランドの農村部に生みだした。兵士としての訓練を受け、武器を手にしたこうしたごろつき連中は、フランスの村や町を略奪したばかりか、イングランドの人々をも襲撃した。戦争行為は、イングランドとスコットランドの国境、スペイン、ドイツのいくつかの地域、シシリーでも勃発した。

古き良き時代は終わりを告げ、黒死病が今まさに襲おうとしていた一三四〇年代末のヨーロッパには飢えと暴力が蔓延していた。だが、ヨーロッパを津波のように飲み込んだこの汎発性流行病は、すでに蔓延していた数々の災厄をはるかに上まわる類いのものだった。悪天候と戦役によって悪化していた食料事情は、感染性疾患に対するヨーロッパの人々の抵抗力を弱めていたからである。

第十章　黒死病の余波

暖かな光が降り注ぐ午前の遅い時間に訪れた美は、夕空を赤く染める残光とともに完了した。次いで、暗闇が地上を被い、冷え冷えとした月の光に照らし出された木々の小枝の隙間を寒風が吹き抜けた。

ヨーロッパ中世のこうした光景、つまり、ヨハン・ホイジンガが著した『中世の秋』（一九一九年）に表現されている、中世の自然現象と思潮から抽出されたメタファーを私たちの頭から振り払うことは不可能である。それは、中世の初期、最盛期、末期の歴史に関する私たちの固定観念のなかに深く染み込んでいるからだ。こうしたメタフォリカルな概念のなかでは、黒死病が、荒涼たる風景を照らし出す月の光、つまり、冬の訪れを前にして木の葉を落とした厳しい秋のたたずまいとして定着されていることは改めて言うまでもあるまい。

死の舞踏、つまり、暗闇に包まれた墓場から身を起こす無気味な骸骨の群れは、一三四〇年代に猖獗をきわめた黒死病以降の時代に美術や文学に好んで用いられたモチーフの一つだった。こうした芸術的なモチーフが社会の不安の概念を映し出すスクリーンであることをホイジンガはまったく疑っていなかった。ホイジンガにとって死の舞踏は、生命の実相を見据えることもできなければ、それを抑制することもできない、中世末期の貴族階級が担っていた宮廷文化のペシミズム、倦怠、自信の喪失を意味していた。

私たちは、非凡なホイジンガであればこそ着想をここまで押し広げることができたという事実を認めないわけにはいかない。（ちなみにホイジンガは『中世の秋』を二、三ヶ月のうちに擱筆したのだが、それは、ホイジンガに執筆を強く勧め、さもないと時を逸してしまうと忠告した学部長の言葉に従ったものだった。）いつ、誰が、どこで発病しても不思議ではないという、黒死病の時代を特徴づけていた切迫した状況は、芸術家たちに死の舞踏というアイデアを与えたものと思われる。いずれにしろ、それは、それほど精妙なモチーフだったわけではない。

それでは、黒死病は、その後の社会に何をもたらしたのだろうか？　死体が通りに堆《うずたか》く積まれ、共同墓所に葬られた何千もの死体を被っていた土の層がごく浅かったことから死体が耐え難い腐敗臭を吐き散らしていた黒死病の時代の粗暴と混迷から西欧の社会はどのようにして抜け出すことができたのだろうか？　こうした死と破壊は、一五世紀末に生まれた新古典主義的な優美な芸術創造活動の金色の輝き、つまり、ルネサンスの到来と何らかのかかわりをもっているのだろうか？

こうした疑問は、歴史学者の理性と想像力を刺激し、これまでにありとあらゆる答えが提出されてきた。ヨーロッパを吹き荒れた黒死病の嵐は、その痕跡と呼びうるものを何一つとして残していないとデーヴィッド・ノールズは一九六二年に語っている。その一方、黒死病は、古い文化を破壊することによってルネサンスと近代社会の原型をもたらしたとデーヴィッド・ハーリヒーは一九九五年に述べている。彼の理解にしたがえば、黒死病は、社会的慣習という軛から人々を解放し、近代を用意した心的外傷《トラウマ》だった。

黒死病が一四世紀において農奴制の崩壊とヨーマンと呼ばれていた豊かな農民階級の興隆を加速させたことは疑う余地のない事実である。一三四九年の夏の収穫期に労働力の不足のせいで刈り入れることができなかった穀類が立ち腐れたことによって、農民たちは、賃上げと奴隷的な賦課税や様々な制限のさらなる撤廃を迫ることができた。土地経営に多少とも進取の感覚を持ち合わせていた地主たちは、最終的には農民の要求に譲歩する心積もりをもっていた。数多くの農家の生活水準の改善は、考古学者たちが発見しているように、炊事用具が土器から金属器に変わったという事実によって例証されている。

黒死病は、長寿に恵まれた女たちには有利に作用し、貴族階級の未亡人たちは、ゆとりのある日々の暮らしを楽しんでいた。農村と都市のいずれにおいても、労働者階級の女たちは、一四世紀の末から一五世紀にかけて生産性の向上にきわだった役割を果たすようになり、しだいに独立心を高めていった。ビールやエール醸造業の労働力は、一四五〇年頃までにはそのほとんどが女たちによって賄われるようになっていた。毛織物の家内工業が発達したことによって、労働者階級の女たちは、織物産業の熟練工になることができた。ジョージ・エリオットが『アダム・ビード』（時代設定は一七九〇年代）において生きいきと描いている、台所でバター作りにいそしんでいる農婦の姿は、おそらく、一四〇〇年頃の一般の農家ではごくありふれた光景だったものと思われる。

その頃、社会の枠組みからはみ出し、犯罪者、乞食、売春婦に身を落とした人々の群れが郊外からロンドンへと蝟集していたのだが、これは、経済の激変期において当初は農村部に属していた社会では普遍的とも言うことができる現象にほかならない。

それは、今日、サハラ沙漠以南のアフリカやラテンアメリカの数多くの都市に見られる光景とさほど違わないものだった。

生物医学的な災厄は、教会にとって奇妙な、また、複雑な影響力をもっていた。黒死病が勃発する三〇年ばかり前から知識階級のあいだではすでにペシミズムへの傾斜が生まれていたとはいえ、黒死病は、オプティミズムからペシミズムへの転換の風潮、つまり、部分的には理性によって認識することができる、普遍的な慰安と安らぎの源である神から、その威厳やはからいには原理的な解釈など施すことができない神への転換に拍車を掛けた。

イングランド、フランス、北海沿岸の低地帯、ドイツにおいて黒死病以降の一世紀を特徴づけていたのは、中世キリスト教の「私物化」とでも呼びうる現象だった。こうした現象は、組織と精神のいずれの側面においてもあらわれた。組織の側面については、裕福な上位中流階級は、先を争って供養堂や専用の礼拝堂を建設し、その維持費を一つの、あるいは、複数の家族が共同で賄っていた。広大な私有地を経営していた領主や大富豪の紳士階級や商人たちは、ことごとく専用の礼拝堂をもっていた。自宅の晩餐会に三〇〇人もの客を招くことができる能力は、莫大な財の度外れた消費の時代が幕を開けたことを物語っていた。

しだいに社会的な地位を高めていた中流階級の人々も、また、上流階級の風潮に倣って供養堂に集っていたし、手工業のギルドに属していた労働者すらその例外ではなかった。職能別に組織されていたギルドも、また、専用の礼拝堂をもち、そこでメンバーの葬礼を執り行っていた。

イングランドをはじめとする北ヨーロッパの各地において、黒死病後の一世紀の精神的、知的な側面を特徴づけているのは、個人的な強い神秘思想と、それとは別にブルジョワのあいだで複雑な心霊修行をともなった私生活中心主義的な行動の様式が生まれたことだった。

そのなかでももっとも非凡な神秘主義的な作品は、一四世紀の後半に書かれた作者不明の『不可知の雲』だった。かなり根拠のある推測によると、作者は、カルトゥジオ会の修道士だと考えられているのだが、『不可知の雲』に開示されている世界は、東洋の宗教のニルヴァーナ（涅槃）の概念に近いというきわめて大きな特徴をもっている。これは、神秘主義思想のなかでもそれまで主流を占めていた実践的な神秘思想というより、消極的な神秘思想だった。『不可知の雲』は、一二世紀の新プラトン主義が唱えた神との接触を不可能であると退け、すべての知力、想像力、感情を意識から放下することによってニルヴァーナ（全面的な否定と没個性化）に到達したとき、神の愛と威厳が個々の人々の魂に流れ込むと提唱している。

中世の宗教的な感性のもう一つの変化は、キリストの肉体に、脅迫観念に囚われているのではないかと思われるほど強い執着を示すようになったことだった。その結果として、中世末期の都市や郊外でくりひろげられていた聖体祝日の祭りと行列は、しだいに手の込んだものになっていった。また、それまでは少なくとも一年に一回と規定されていた聖体拝領の代わりに、聖餅（正餐用の薄いパン）を可能な限り多く摂るという新たな慣習が生まれた。聖餐式における聖体の拝領は、中世末期のキリスト教の自助の一つの形式になったのである。

たとえそうだとしても、中世キリスト教の組織と精神のそれぞれの側面に生まれたこうした新たな傾向とは黒死病の時代を特徴づけていたペシミズム、孤立、絶望の反動だったのではあるまいかといった問いに答えることは不可能である。

おそらく、こうした変化は、そうした脈絡を欠いていたとしても起こったものと思われる。いずれにせよ、それは、中世末期の社会的な風潮、中流階級の感情表現、ヨーマン階級の精神的な傾向のなかに組み込まれた。それは、マックス・ウェーバーが一六世紀初期のプロテスタントによる宗教改革に関連づけた「現世における禁欲主義」の一つのあらわれであり、宗教改革の一世紀以上も前にすでにその姿をあらわしていたのである。

黒死病は、確かに中世末期において宗教の「私物化」をもたらす心理的な傾向を助長する機会を人々に与えた。だが、黒死病は、そうした心理そのものを創出したわけではなかった。

黒死病が教会に与えた具体的な衝撃は、さらに大きな意味をもっている社会的な変化をもたらした。一三四〇年代の末には聖堂区の牧師のうち少なくとも四〇パーセントが疫病のせいで命を落としたのだが、これは、農民や労働者の死亡率とほとんど変わらないものだった。聖職者たちは、世俗から隔離された特権的な住環境に恵まれていたにもかかわらず、大聖堂のなかには聖堂参事会の会員がほとんど一掃されてしまったところもあったし、数多くの大修道院も同じように甚大な人的被害を被った。

そんなわけで、人員が大幅に不足している聖職者たちにとって教会の機能の維持はきわめて困難であり、組織の安定と継続は深刻な危機に直面していた。また、それを解決しようとすれば、一二世紀末から一三世紀にかけて人口が爆発的に増加した時代に教会の法規として定められていた年齢制限を緩めるよう大司教や教皇に嘆願し、その承認を得たうえで若い聖職者を補充、任命する以外の手段はありえなかった。

黒死病の流行時とその直後において、司祭の年齢は二五歳から二〇歳に、修道誓願を執り行うことができる年齢は二〇歳から一五歳に、聖堂区の司祭に就任できる年齢は二五歳から二〇歳に引き下げられた。こうした手続きによって突然この世に姿をあらわしたのは、まだ若くて教育も経験も不足している数多くの聖職者たちだった。

大学の卒業生たちは、それ以前からすでにダブついており、今日の人文科学の博士号の取得者と同じように雇用先を見つけることが困難だったのだが、黒死病以降の時代には需要が一気に急騰した。こうした若者たちは、より高い給与とより大きな特権を当て込んだ粘り強い交渉によって教会の高齢の聖職者たちを悩ませた。いずれにせよ、大学の卒業生たちの過剰雇用要員は、ほとんど瞬時にして一人もいなくなってしまったのである。

これは、急進的な異端者として恐れられていたロラード派の人たちを各地に広めるという予想外の効果を発揮したのだが、この派の創設者たちは、オックスフォードのセミナー、とりわけ、教会による指導や聖職者の道徳のあり方に攻撃を加えたばかりか、聖餐式の秘跡の効験すら疑問視していたジョン・ウィクリフのセミナーの受講者によって占められていた。ロラード派の人たちは、また、女性に説教を認めることによって英国国教の恐れと怒りを駆り立てていた。ロラード派の人たちは、質と量のいずれの点においても欠けている聖職者たち、聖堂区の司祭の無知、修道士たちの貪欲と利己主義を糾弾していたのだが、こうした指摘は、同時代の詩人たちの著作にも何度となくくりかえされている。

かくて都市や農村でロラード主義を唱導しながら説教していた大学の卒業生たちは、レヴェルの低い新任の聖職者や修道士よりキリスト教伝導者としてすぐれた資質をもっていることを公の場で示していた。もはや一定の水準を維持できなくなっていた聖職者たちとは対照的にすぐれた学識と揺るぎない懼神の念の持ち主だったロラード派の人たちは、既存の教会に反駁を加える教会を設立することができるようになった。また、その教義があまりに民主主義的、革命的であるため王宮の役人や廷臣の怒りを駆り立てるようになったとき、ロラード派の人たちは、北部の農地へと身を引いた。こうした人たちは、ヘンリー八世がローマ教皇との関係を断ち、誠実な既婚女性を妃として迎えて二人の間に多くの子供を成した一五三〇年代にもいぜんとしてその地にとどまっていた。

美術表現のスタイルの変化も、また、一般的には、精神のあり方と同じように黒死病に由来すると考えられている。美術史家ミラード・ミースは、一九五一年、こうした傾向が黒死病以降の北イタリアの絵画に、人本主義的な要素が後退して宗教的な色彩が強調されたスタイルとしてあらわれていると指摘している。ミースは、美術表現のスタイルが一三〇〇年頃にジョットが切り開いた自然主義的な人本主義から逸れて一二世紀の抽象へと後戻りしたことを、自説の理論展開の前提としている。こうした理論は、事実、黒死病以降の二、三〇年のフィレンツェやシエナの美術については当てはまるといえるかもしれないが、そこには必ずしも知的な動機があったわけではない。ジョットが定着した革新的な自然主義的な人本主義に従っていた少数の画家たちは、おそらく疫病によって一掃されてしまったものと思われる。大多数を占めていた保守的な画家たちは、表現のエネルギーをじゅうぶん保っており、一二世紀の抽象主義的なスタイルを踏襲したのである。

ミースが一九五一年に古典的な著作を著した頃、フランクフルト学派のマルクス主義者テオドア・アドルノやワルター・ベンヤミン、さらには、イタリアの共産主義理論家アントニオ・グラムシによって一九三〇年代に提出されていた、文化の上層と社会的な変化のかかわりに関する理論がアカデミズムの世界に広く受け入れられ、そうした理論が様々な分野に適用されていた。

それは構造の理論であって、経済的な要因によって形作られている社会は、美術、文学、哲学、科学といった上部構造を決定すると考えられていた。ヨーロッパのマルクス主義者たちは、物質的、社会的な基盤の上に構築されている上部構造は、そうした諸条件の制約の下に形成された後、初めて自立の可能性を少しばかりもつといった理論を自明の理としていた。ミースの著作は、こうした欠陥をもった理論の展開の一例だった。

二〇世紀も後半に入ると、私たちは、経験や観察を通して蓄積していった、文化の変化に関する知識にもとづき、下部構造／上部構造といったパラダイムに疑問をもつようになった。革新的な美術作品の制作には、美的、心理的、高度に個人的な資質が必要不可欠であり、職人的な名人芸も、また、様々なスタイルを生み出すことができるからである。偉大な美術や文学は、社会学の法則などといった目の荒い網で絡めとることができるほど単純な構造をもっているわけではない。

イングランドにおいては建築のスタイルがしだいに簡素化され、精緻な彫刻や豪華なステンドグラスを特色としていたフランス風の装飾的なゴシック様式から「垂直式」と呼ばれていた、過剰な装飾を抑えたスタイルへと移行していったのだが、こうした変遷には黒死病の影響を明らかに読みとることができる。もっとも、各部に丸みをもたせた装飾的な豊かさを抑えて直線的な処理を多用することによって建築物に鮮明な輪郭を与えている新たなスタイルの誕生には、フランス風の装飾を嫌った愛国的な禁欲主義の影響などまったくなかったとは言わぬとしても、百年戦争のせいでイングランドに職を求めて移住するフランスのレンガ職人や彫刻家たちの数が減ってしまったといった、ごくありふれた根拠を指摘することができないわけではない。建築のスタイルのこうした変遷には、過重な戦時税、労働力の不足に起因する生産性の低下、農民の賃金の高騰といった諸般の事情のせいで装飾にまで手がまわらなかった経済的な要因が作用していたと考えることもできる。

人間性を重視した学問、親しみやすい文学、肖像画や人体の彫刻にみられる自然な描写といった特色をもっている一五世紀のイタリアルネサンスと黒死病のかかわりについて、私たちは、特定の事柄を確信をもって指摘することができるのだろうか?

黒死病は、北イタリアの数多くの大都市を襲って甚大な被害をもたらした。ジョヴァンニ・ボッカチオは、その主著『デカメロン』において、郊外に難を逃れたフィレンツェの裕福な上流階級の名士たちがそこでくりひろげた気晴らしを、刺激的なセックス描写をまじえながら写実的な筆致で描写することによって、浪漫的で風刺的なこの大著に彩りを与えている。

『デカメロン』は、ルネサンスの「発射台」の一つであり、また、歴史学者のウィリアム・ボウスキーが一九六〇年代にシエナ近郊の文書館から五人の子供たちを疫病のせいで失った、とある裕福な商人の記録を発見したことから、一つの疑問が浮かび上がってきた。生物医学的な心的外傷《トラウマ》は、イタリアルネサンスをひきおこす何らかの「起爆剤」だったと言えるのだろうか？

黒死病は、おそらく人々の意識に何らかの衝撃を与えたことだろう。だが、一五世紀のルネサンス期の文化を特徴づけている傾向は、魂の探求というよりはむしろ、この世における世俗的な体験を目ざしていた。黒死病は、おそらく伝統的な中世カトリックの敬神の念を弱めると同時に、人間の心理と行動に対する自然主義的な理解と個人的な感情表現を可能にする手段を探求しようとする機運を生みだしたものと思われる。

黒死病による都市と人心の荒廃がイタリアルネサンスの誕生とかかわりがまったくなかったわけではないにせよ、それによってイタリアルネサンス期の文化に活力を与えた主要な要因に関する私たちの理解が些かなりとも揺らぐわけではない。それは、きわめて裕福で政治的にも勢力を蓄えていた中産階級《ブルジョアジー》が、おびただしい文学作品と美術工芸品に描かれている古代ローマの支配階級の精神、審美眼、行動様式の枠組に感情を移入することによって、貴族と聖職者たちの感性と比肩し得る自らの独自性を確認しようとした営為にほかならない。

人々の心の無意識の片隅では、黒死病はヨーロッパ中世という一つの古い世界の凋落を予兆するものにほかならないという警鐘が鳴っていたのかもしれない。古典主義を更新することによって、新たな、また、近代的な正当性を付与された一つの文化が生まれる機運が整っていたからだ。だが、それは、けっして証明することができない、束の間の個人的な判断であって、私たちは、いかなる文化の歴史についてもこうした感慨を抱かないわけにはいかない。

一九一九年、ヨハン・ホイジンガは、中世末期の西ヨーロッパの文化が死に対する省察と内省の過剰という明瞭な特徴をもっていたことを確信していた。美術や文学の中に表現されている、生命の輝かしさを蝕むこうした意識を、ホイジンガは、「中世の秋――没落」と呼んだのである。

ホイジンガ以降、こうしたテーマを探求した二冊の著作は、非凡な業績を達成している。フランスの大学で社会・文化史を講じているジャン・デレミューは、一九九一年、一三〇〇年以降に罪と恐怖の意識が急勾配を描いて上昇したと主張した。彼は、それを「西洋の罪の文化の誕生」と呼び、そうした文化が一八世紀まで影響力をもっていたと指摘している。ケンブリッジ大学の美術史家ポール・ビンスキーは、一九九六年、中世末期の文化にみられる死の恐怖意識に焦点を当て、一四世紀の悔悟の表現が「誰しも免れえない、人間の力を超えた死の理法という不可抗力への隷従」を強調していると指摘している。入念な、時として、常軌を逸した葬礼の式次第を、ビンスキーは、「マゾヒズムを連想させる硬直した礼儀正しさであり、そうした礼儀正しさは、宮廷貴族の典型的な行動様式が、優雅な、だが、儀礼のための儀礼（儀礼の様式化）であることを露呈している」と理解している。ビンスキーはさらに歩を進め、デレミューが言うところの「罪の文化の誕生」の中核には「死の恐怖意識」があると指摘し、それをいきなりルネサンスと結びつけたビンスキーは、大胆にも、「世俗的な個人意識と罪の文化は、同じ一枚の硬貨の表と裏にほかならない」と主張しているのだが、これは、フロイトの学説を信奉している人たちにとってはお馴染みの両義性の援用である。

ビンスキーは、中世末期の文学や美術にみられる死のイメージは、「芸術家たちが内面を見つめる手段としても必須だったし、意味の寓意的な解釈にとっても必須だった」と結論づけている。だが、彼は、死の恐怖意識の誕生が「もっぱら黒死病のような特定の外因性の社会的な事柄とかかわっている」といった理解に与しているわけではない。彼は、それを、「死の恐怖意識が生まれたこの時期というものは、中世の視覚文化そのものの内的な発達だと考えることによってのみ理解することができる」と述べている。彼は、ミラード・ミースが一九五一年に出版した著作に対する批判において精神的な活動を物質的な条件によって説明しようとする「還元主義」を酷評し、黒死病以降、画家たちが精神的な抽象（先験主義）に逆戻りしたことを例証するためミースがその根拠としてあげている、決定的な重要性をもつ絵画のうち一つの作品が、現実にはミースが芸術の歴史の危機だとみなしていた黒死病が大流行する以前に制作されたものであることを明らかにしている。

まず、ホイジンガが指摘し、次いで、デレミューとビンスキーがその細部を補足した一四世紀における死の恐怖意識の増殖は、各分野の歴史学者たちが頻繁に用いている、回顧にもとづく想像力に訴えた研究だと言ったとしてもけっして過言ではない。一二〇〇年と一四〇〇年の間には死にかかわる神学の知的特質には何一つとして違いがないからだ。確認することができる違いは、美術と文学の分野において死の恐怖意識というモチーフの使用頻度が高まったということだけである。これは、美術と文学の生産性が増大すると同時に、そうした作品が後世まで伝えられる確率が高まったせいだと理解することができる。

しかしながら、もしホイジンガ、デレミュー、ビンスキーが正しかったとすれば、つまり、死の文化が質的にも、知的にも高まっていたとすれば、そうした知的な進歩は、黒死病に対する社会的な対応のあり方にも少なからぬ影響を与えたものと思われる。死すべき運命、罪、死の恐怖意識、死後の処罰に過度にさらされた文化に浸っていたとすれば、人々の心は、疫病の大流行を迎え撃つ具体的な手段をとれるような力強い情況にはない。世俗的な個人主義と非階層的な集団的な行動に移行していた社会であれば、医療技術の改良や社会の組織化といった手段によって疫病を阻止する積極的な行動をとる可能性がなかったわけではないのだが、現実には、そうした進歩は、その時点では達成されていなかった。一三〇〇年以降、ヨーロッパの文化が死の恐怖意識、葬礼の儀式化、死のイメージといった新たな時代に入っていたとする指摘がたとえ正鵠を射たものであったとしても、そうした文化的な状況は、黒死病の流行に対して施すべき術がないといった人々の無力感に拍車をかけた。死の舞踏というモチーフは黒死病に対抗しようとする一つの手段だったわけではない。因果律は、それとは別の方向に逸れてしまったのだ。

黒死病とイタリアルネサンスと結びつける根拠はきわめて薄弱なのだが、黒死病が百年戦争に与えた影響となると、話は、自ずから異なってくる。歩兵がイングランドの戦術にとって中心的な役割を果たすようになっていたにもかかわらず、小作農の徴兵は、疫病に起因する人口の激減のせいで経費が嵩むようになっていた。そんなわけで、途方もない出費を覚悟しないかぎり、イングランド国王が最終的な勝利を収めることはきわめて困難だった。

黒死病が流行せず、歩兵の供給源だった小作農の人口が四〇パーセントも減少するといった事態を迎えていなかったとしたら、プランタジネット王家にとって、フランス国王を兼ねることも不可能ではなかったに違いない。だが、疫病が猖獗をきわめて人口が激減してしまうと、それは、比較的進歩した徴税システムを備えていたイングランドにとっても、途方もない犠牲を払わないかぎり達成することができない目的だった。

イングランドとフランスを自らの旗印の下に束ねることによって一大帝国を築こうとしたプランタジネット王家の野望の結末は、ローマ帝国の運命ときわめてよく似たものだった。いずれにとっても、国力の低下を招いたのは、労働力と軍事力の規模の急激な縮小を引き起こした疫病による国土の荒廃だった。強大な勢力を誇っていたいずれの国家も、感染性疾患と汎発流行病が引き起こした恐怖によって瓦解してしまったのだが、これは、今日、同じような状況に置かれているアメリカ帝国にとって一つの教訓にほかならない。

あたかも津波のようにイングランドを飲み込んだ黒死病は、中世の王権の土台を揺るがした。『リチャード二世』のシェークスピアの言葉は、ある意味においては、中世末期のイングランドの国王の哀愁に満ちた不安定なイメージをもっとも鮮明に描きだしているということができるかもしれない。というのも、シェークスピアが『リチャード二世』において描いているのは、「王の体に塗られた香油を拭い落とす、つまり、神の代理人たる王が退位を迫られる」悲劇だからである。

中世の王権は、数世紀前まで遡ることができる土台の上に築かれていた。それは、神の恩寵の名のもとに教会から聖別された権能、ローマ帝国とローマ法の権威、ゲルマンに由来する軍事の統率権と民族的な感情という三つの要素から構成されていた。エドワード三世とその嗣子のエドワード、通称、黒太子は、フランスとの戦いには勝利を収めることができるだけの軍事的な手腕を示すことができたのだが、疫病と戦う手立てなど何一つとしてもっていなかった。彼らは、王宮からもっとも遠く隔たった領地に難を逃れ、国民の安寧についてはそれを祈る以外の手段を持ち合わせていなかったのである。

スペインに進攻し、その地で感染したマラリアのせいで病の床に就いた黒太子は、淋病に冒されていた年老いた父親に先立ってこの世を去った。一三七七年に祖父の跡を継いで玉座に就いだのは、黒太子の息子リチャード二世だったのだが、リチャードは、ひ弱で神経質で、精神的にも安定を欠いた興奮型の気質の持ち主だった。

リチャード二世の二〇年に及ぶ治世は、リチャードのもっとも年長の従兄弟、ジョン・オヴ・ゴーントの息子のランカスターのヘンリーが仕組んだ革命劇の大詰めにおいて退位を強制されるという不面目な形で終止符を打った。それ以前にリチャードは、ヘンリー・ボリングブルックを王国から追放し、ランカスターの領地を没収していたのだが、これは、騎士道精神に悖るいかにも稚拙な遣り口だった。リチャードがアイルランドにおける惨憺たる戦い、ヘンリーを支持していた貴族、聖職者、国王直属の数多くの廷臣との戦いといった勝ち目のない戦いに明け暮れていたとき、ヘンリーは、小規模の傭兵を率いてフランスからイングランドに攻撃を仕掛けていた。

リチャードがアイルランドから兵を引いた頃、彼の権力は、地に落ちたも同然の有り様だった。リチャードに退位を迫ったヘンリーは、議会を招集し、リチャードがローマカトリックかぶれの普通法《コモンロー》に仇なす専制君主であるとの理由によってその退位を宣言させた。議会はヘンリーを国王に選定し、手練手管に長けた、だが、表向きは慈しみ深い簒奪者を玉座に就けた。リチャードは人里離れた城に幽閉され、おそらくは、餓死という冷酷無残な手段によって一命を奪われたものと思われる。

同時代の著述家や近代の歴史学者たちは、リチャード二世の失脚を説明する様々なシナリオを思い描いている。

「リチャードは、みずからの言葉こそが法であると主張した、ローマカトリックかぶれの専制君主であって、そうした法を無視した言動のゆえにこそ退位させられなければならなかった。近代的な精神を芽吹かせていたランカスターの「法の擁護者」を玉座に即けるためにリチャードはその座を追われたのである」とウィリアム・スタッブズは一八七〇年に書いている。

現代の伝記作家ナイジェル・ソールとマイケル・ベネットは、それとは異なった解釈を施している。リチャードは、ジョン・ラックランドやエドワード二世と同じように、国王としての政治的な資質を持ち合わせていなかった。学識、懼神の念、繊細な美術趣味の持ち主だったリチャードは、貴族階級の重鎮と折り合うだけの器用さと忍耐力を欠いていた。貴族たちは、リチャードのかんしゃくと凶暴な怒りに手を焼き、ついにはリチャードを疎ましく感じるとともに、自分たちのそうした感情に対するリチャードの反応を恐れていた。その一方、快活なランカスターのヘンリーとならうまく折り合っていけると考えていたのである。こうした二人の解釈は、シェークスピアの『リチャード二世』と似通っており、ソールがそれを激賞しているのは至極もっともな話である。

同時代の著述家は、リチャードが同性愛者だったというもう一つの解釈を下している。リチャードは、ボヘミアのアンと政略結婚をしたのだが、二人の間に子供は生まれていない。リチャードは、エドワード二世と同じように、同性愛の廷臣を集めてゲイ・コミュニティーを作った。これは、国王の個人的な嗜癖によって国政がかき乱されることを懸念した貴族たちの不信感を煽り立て、同性愛に対して中世初期の教会が示していた寛容をまるで持ち合わせていなかった主教たちの反感を買った。

リチャードは懸命に努力した。自分はいったい何をなすべきなのか、自分のイメージをどのように形成するのか、貴族をはじめとする様々な階級とどのように折り合うかといった事柄について深く思索をめぐらせた。ある行動方針や側近グループににわかに不満を覚えると、激情を発してそれまでとは矛盾する政策をとったり、側近たちの顔触れをまったく一新してしまったこともあった。王国の安寧にとってフランスとの和平が必要であることを弁えてはいたのだが、ねばり強く和平交渉を続ける資質などまったく持ち合わせていなかった。リチャードは、玉座に就いていた最後の三年ばかりのあいだに執念深くて偏執的な性格を募らせ、言動はしだいに一貫性を欠くようになり、側近たちもそれを予測できなくなってしまった。貴族階級と議会は、ランカスターのヘンリーの方が好ましい、少なくともリチャードほど危険ではないという決定を不本意ながら下さざるをえなかった。

だが、リチャードに絶えずつき纏って彼を悩ませていたのは、黒死病が猛威を奮って王国が壊滅的な被害を被っているにもかかわらず、誇り高いプランタジネット王家の君主たる自らは、施す術もなく郊外に難を逃れなければならないという自尊心の痛手だった。リチャードは、ヘンリー二世、エドワード一世、彼の祖父であるエドワード三世の治世に倣って自らの判断で国政を切り盛りすることによって国王としての指導力をとり戻そうと試みた。だが、リチャードは、恣意的な行動によって状況を悪化させる以外とるべき術を知らなかったのだ。

リチャード二世に悲劇的な人物像を見たシェークスピアの慧眼はさすがである。リチャードの悲劇は、不可解な生物医学的な災厄に見舞われ危機に瀕している、プランタジネット王家が統べる王国に威厳と民衆の尊崇を回復したいという、やむにやまれぬ願望に根差していたのである。

ランカスターのヘンリーの国王（一三九九年―一四一三年）としての業績には見るべきものはほとんどない。彼は、けっして活動家ではなく、精神的にも肉体的にも溌剌さを欠いており、優柔不断だった。ヘンリー四世は、疫病によって自尊心に深い傷を負ったリチャード二世と同じように、激減した人的資源という疫病後の状況に名状しがたい挫折感を抱かないわけにはいかなかった。

ヘンリー四世の息子であるヘンリー五世（一四一三年―一四二二年）は、百年戦争を再開し、一四一五年のアジャンクールにおける幸運な勝利によって軍事的な栄誉と王国に対する民衆の誇りを久々に回復した。その七年後、フランス国王を兼ねるというイングランドの野望をほとんど手中に収めていたヘンリー五世が急逝した。その跡を継いで国王の座に就いたヘンリー六世（一四二二年―一四六一年）は、まだほんの子供であり、精神薄弱で情緒不安定だったのだが、そうした性格は、成人後も改まらなかった。彼は、フランスの領土を失うことによって誇り高いランカスター家の家名を傷つけたばかりか、玉座そのものも無情なヨーク家に奪われてしまった。

プランタジネット王家がスペインをもその版図に収める一大帝国を築く政策の一環として、ジョーン王女がカスティリャ王国に輿入れするためポーツマスを出港してボルドー港に降り立った一三四八年の夏の日からこのかた、すでに長い歳月が過ぎ去っていた。ジョーン王女がボルドー港の埠頭に降り立ったとき、プランタジネット王家は、ヨーロッパにおいて圧倒的な優位を占めようとしており、そうした勢いをとどめるものは何一つとしてないのではないかと思われていた。だが、ラットに寄生していたノミが運んでいた病原体のせいで、あるいは、疫病に感染していた牝牛の肉を口にしたせいでジョーン王女が若くしてこの世を去ったことによって、その後の一世紀のヨーロッパの政治の道筋は、大きく様変わりしてしまった。

疫病が引き起こした途方もなく大きな災厄は、国王たちからカリスマ的な資質を奪い去った。神の代理人、戦争の指導者、経済の大黒柱といった特性のゆえに国民から崇敬されることによって支えられていた国王としての自負心は、民衆の支持が下降線をたどれば、同じように下降線をたどるほかなかった。それは、リチャード二世のような感受性と知性を持ち合わせていた君主を、苦悩に引き裂かれた行動、反社会的・政治的な思慮分別を欠いた政策へと駆り立て、従兄弟と気脈を通じた貴族階級によって王位を追われたばかりか、ついには一命すら奪われる哀れな末路へと追い込んだのである。

リチャード二世が冷酷な憂き世を象徴しているポンテクラフト城で非業の死を遂げた年である一四〇〇年には中世イングランドが生んだもっとも偉大な詩人ジェフリー・チョーサーも、また、この世を去っている。国王と詩人は少しばかりの面識があった。チョーサーは、第一流の宮廷詩人であるとともに、ランカスター家の勤勉な下僕、ロンドン港の徴税官だったからである。チョーサーは、ジョン・オヴ・ゴーントの時代からすでにランカスター家と密接な関係をもっていたことから、リチャード二世は、チョーサーに警戒の目を向けていたものと思われる。リチャード二世は、ランカスター公爵ジョン・オヴ・ゴーントが与えていた寵遇以上にチョーサーを引き立てようとはしなかった。

チョーサーは、中産階級のワイン商の息子として生を享けた。大学で学ぶ機会をもたなかった彼は、その知識の大半を独学で身につけたのだが、ラテン語の古典、さらには、フランス語とイタリア語のロマン主義文学や古典文学の知識は該博だった。チョーサーの人生そのものについて、私たちはごく僅かの知識しかもっていない。世の中に出たばかりの頃、彼は、かなりの資産家から強姦の廉で告発されたのだが、この告発は、裁判によらずに解決されている。チョーサーの伝記作家ドナルド・ハワードは、チョーサーの妻がジョン・オヴ・ゴーントの愛人の一人、あるいは、その姉か妹だったに違いないと考えている。外交官として北イタリアに赴いたとき、チョーサーは、フィレンツェの詩人であるとともに古典学者だったペトラルカと面談する機会をもったものと思われる。私たちは、百年戦争を調停する使命を帯びたチョーサーが何度となくくりかえしフランスに派遣されたことを知っているのだが、そのほかのことは、歴史の闇に包まれて定かではない。

チョーサーの作品の数々は、チョーサーがフランスやイタリアの文学をふんだんに翻案した多作家であることを明らかにしており、ボッカチオの『デカメロン』からも好色な情景描写をとり入れている。プリンストン大学の高名な評論家D・W・ロバートソン・ジュニアーは、チョーサーがアウグスティヌスの神学に深く傾倒していたと一九五〇年代にさかんに喧伝したことがある。たとえそうした一面があったとしても、チョーサーは、教訓癖などとはまるで無縁の人物だった。チョーサーが抱いていたキリスト教信仰は、彼が著した文学作品から読みとることができるように、伝統的な枠組みに沿ったものであり、その当時ユダヤ人はすでにイングランドからほとんど駆逐されていたにもかかわらず、彼は、強烈な反ユダヤ主義を信奉していた。

チョーサーは、黒死病に対してリチャード二世とは異なったスタンスをとっていた。疫病が引き起こしている災厄に何とかして対抗したいと願いながらも施す術を知らなかった国王の身を引き裂かれるような苦悩をチョーサーは共有していなかった。同時代を生きた詩人ウィリアム・ラングランドは、長詩『農夫ピアズの幻想』において、黒死病という災厄を理想主義的な観点から描いているのだが、チョーサーはこの災厄を無視したのだ。

『カンタベリー物語』は、今日の基準からすればジャーナリスティックな作品であって、日々の生活のありふれた恐怖、皮肉、複雑な感情のもつれといったすべてを受けいれ、それらの事柄についてこれみよがしの判断をまったく下していない。本質的にジャーナリストだったチョーサーは、実在感溢れる人物描写によって中産階級の男女にまつわる興味深い、また、説得力に富んだ物語の数々を矢継ぎ早に生みだしたストーリーテラーであり、彼が求めていたのは、人々の好奇心を刺激する娯楽だった。チョーサーは、疫病の大流行によって惨憺たる被害を被った世界を身をもって体験したのだが、持ち前の常識的な判断によって、人々の苦闘がいずれは落ち着くところに落ち着くこと、日々の暮らしのリズム、働き口、少しばかりの敬神、性的な興奮、偏見と思い上がりといった事柄が人の世の常であることを知っていた。混乱した社会を癒そうとする運動がすでに勃興していたとはいえ、彼は、そうした時代の流れに深く思索をめぐらせたわけではない。チョーサーは、そうした種々の出来事を、彼一流の描写力によって「図解」したのである。

訳者あとがき

本書は、一四世紀にヨーロッパを襲った黒死病がヨーロッパばかりか、世界の歴史に残した爪痕を追跡した実にスリリングな物語なのだが、この物語についてまず特筆すべきは、その爪痕のスケールの途方もないほどの大きさであるに違いない。黒死病は、とりわけ人的被害の激しかったイングランドにおいて総人口のほぼ四割に相当する人々の命を奪ったと推定されている。これは、有史以来の人類史における最大級の災厄であり、今日の私たちにとってこの災厄が引き起こした衝撃はほとんど想像を絶していると言ったとしても、それは決して過言ではない。著者も指摘しているように、近代史は一年間というごく短期間のうちにほぼ五〇〇〇万もの人々の命を奪ったかと思う間もなくその姿を忽然と消してしまった、いわゆる「スペイン風邪」を体験しているのだが、近代史上最大のこの生物医学的な災厄すら、黒死病の猖獗とは比較を絶しており、私たちの想像力を刺激するには不十分だからである。

本書は、黒死病という人類史における比較と想像を絶した最大級のこの「事件」に、医学をはじめとする科学の様々な分野が今日達成している業績と、主として中世イングランドの史料に依拠しつつ、様々な角度からメスを入れているのだが、黒死病が引き起こした個々の物語を相互に関連づけながら「黒死病のパノラマ図」とでも評しうる光景を展開している筆者の力量によって、読み手の想像力を刺激する魅力に溢れている。

イングランドの国王エドワード三世は、愛娘のジョーン王女とスペインのカスティリャ王国の皇太子との婚儀を整えることによって、ヨーロッパに覇を唱えんとする自らの野望の基礎を固めようとしていたのだが、ジョーン王女がカスティリャ王国に輿入れする旅の途次のボルドーにおいて黒死病の犠牲になったことから、その戦略の見直しを迫られないわけにはいかなかった。ジョーン王女の死後、すでにフランスと百年戦争を戦っていたイングランドがスペインにも軍隊を送り込んだことから、ヨーロッパには血なまぐさい戦乱の嵐が何十年もの長きにわたって吹き荒れたのだが、そうした意味合いにおいては、黒死病は、中世ヨーロッパの政治史を大きく書き換えてしまったと言うことができよう。

ジョーン王女の死は中世史に深い爪痕を残しているのだが、カンタベリーの大主教というイングランドの宗教界の最高位に就任しながら、その僅か二カ月後に黒死病のせいでこの世を去ってしまったブラッドワーディーンの運命は、さらに深い爪痕を歴史に刻み込んでいると言うことができるかもしれない。一九世紀以前に話をかぎればもっとも高い学問的な水準を達成していたオックスフォード大学の生んだもっともすぐれた知性の持ち主だったブラッドワーディーンは中世的な世界観を脱却しており、こうした知性がカンタベリーの大主教という地位によって指導力を発揮することができたとしたら、「イングランドにおける近代科学の歴史は、一七世紀のケンブリッジではなく、一四世紀のオックスフォードとともに始まっていた」可能性を秘めていたからである。

だからと言って、著者は、こうした個人的な感慨から黒死病をとらえているわけではない。それればかりか、現代という立場から歴史を解釈しようとする発想を厳に戒めている。歴史に近づくには歴史をして自らを語らしむるにしくはない、というより、それ以外の方法などありえないからだ。黒死病の猖獗が引き起こした衝撃を通して中世ヨーロッパの支配階級や中産階級ばかりか、農民の日々の暮らしを描き出している本書は、そうした激震によって社会に入った亀裂に理知の光を投げかけることによって中世史をいわば立体的にとらえることに成功している。

だが、それでは、黒死病の正体とはいったい何だったのか？　現代科学は、ペスト（腺ペスト）と、炭疽病（家畜の病気）の、強い毒性を持った、ごく稀にしか発現しない菌株が同時に中世ヨーロッパを襲ったのだと推測している。この推測にはそれなりの医学的な根拠があるのだが、それでこの問題に決着がついたわけではない。著者も指摘しているように、二〇世紀の初頭に世界的な大流行を引き起こした、いわゆる「スペイン風邪」が僅か一年のうちに五〇〇〇万もの人々の命を奪ったかと思う間もなく姿を消してしまったメカニズムすら、それを完全に理解している人はただの一人としているわけではないからだ。そうした意味合いからすれば、「宇宙塵と毒蛇」の一章は、読者諸賢の想像力を悠久の宇宙とユング心理学が言うところの集合無意識の「原型」にまで広げてくれることだろう。

現代医学は、各種の病原体に対して抗生物質とワクチンを開発することに成功しており、ペスト菌といえどもその例外ではない。病状がさほど進まないうちに抗生物質を大量投与すれば、ペスト菌の増殖を抑え込むことができるからである。だが、人類の歴史の黎明期にまで遡る起源をもつ疫病の大流行のメカニズムとなると自ずと話は変わってくる。また、それは決して過去の物語であるわけではない。ペストがインドなど一部の地域を除いて世界の各地から姿を消してからこのかた久しい歳月が過ぎ去っているのだが、その理由はいぜんとして謎に包まれているからだ。そればかりか、生物兵器の恐怖を射程に入れた状況判断を迫られている現代社会にとって、疫病の大流行に対する事前の対策は、避けて通ることができない問題であるに違いない。そうした意味合いにおいて、本書が読者諸賢の思考の枠組みを広げる一助になれば、訳者としてこれにすぎる歓びはない。

なお、本書の翻訳に当たっては、まず久保が全文を訳出し、楢崎が訳語を適切なものに改めるとともに整理、統一をおこなった。ただし、人名の表記については、ヨーロッパ中世史を扱った書目においてもばらつきがみられることから、完璧は期し難かったことをお断りしておく。

また、本書の編集を担当していただいた宮崎志乃さんには大変お世話になった。末筆ながら感謝の言葉を述べておきたい。

久保儀明

平成二七年二月一日

新装版へのあとがき

一四世紀にヨーロッパを襲った黒死病は、文字どおり人類史上最大のパンデミック（汎発流行病）だった。イングランドには、そのほかの地域に比べ、信頼に価する史料が数多く残されており、それに依拠した著者は、この言語を絶した災厄によってその地の総人口の四分の一が失われたと推測している。こうした人的被害が当時の社会にどれほどの激変をもたらしたかは想像に難くない。それは、政略結婚によってヨーロッパに覇を唱えようとしていたイングランド国王エドワード三世の野望を挫折させ、ヨーロッパでは、その後ほぼ一世紀に亙って、今日では「百年戦争」と呼ばれている血生臭い戦乱の嵐が吹き荒れた。

また、それは、宗教の世界（英国国教）にも激動をもたらさないわけにはいかなかった。黒死病によって命を落とした聖職者の比率は、平民のそれと違いがなかったからである。教会は、こうした非常事態に聖職者の年齢制限を引き下げることによって対処せざるをえず、こうして生みだされた数多くの未熟な聖職者たちは、黒死病の蔓延によってすでに揺らいでいた教会の権威の低下に拍車を掛けた。教会による指導や聖職者の道徳に攻撃を加えていた、主としてオックスフォードの卒業生によって占められていたロラード派の指導者たちが新任の聖職者たちよりもキリスト教伝道者して優れた資質を備えていることは、誰の眼にも明らかだったからである。

黒死病によって教会の権威に深刻な亀裂が生まれたことについては疑いの余地がない。著者はそれについて、「黒死病は、おそらく伝統的な中世カトリックの敬神の念を弱めると同時に、人間の心理と行動に対する自然主義的な理解と個人的な感情表現を可能にする手段を探究しようとする機運を生みだしたものと思われる」と指摘している。こうした「機運」に思いを巡らせていると、ごく自然に浮かび上がってくるのは、中世ヨーロッパを震撼させた黒死病と、その後イタリアにおいて花開いたルネサンスの間にはなんらかの因果関係があるのではなかろうか、つまり、黒死病はルネサンスの「起爆剤」だったのではなかろうか、という想念（解釈）であり、著者も、そうした因果関係を論証しようとする試みをいくつか紹介している。

しかしながら、黒死病が引き起こした社会の変動という「下部構造」がルネサンスという「上部構造」を「規定」しているとのパラダイムには基本的な誤りがある。少なくとも、そうしたパラダイムは、私たちの精神の働きとその所産である文化の理解にはそぐわない。著者も指摘しているように、黒死病をルネサンスと結びつける根拠はきわめて薄弱である。私たちは、ともすれば歴史をその皮相によって解釈しようとする。様々な事象を因果律によって絡め取ろうとする。そして、「因果を巡らせている」「糸車」を突きとめようとするその種の試みを、理知的な営為だと考えたがる。訳者は、そのすべてを否定しているわけではない。だが、歴史に正対しようとすれば、理知によってすべてが解釈されるわけではないという覚悟を持たなければならない。古の賢人は、そうした心構えを「述べて作らず」と評している。訳者はそれを「健全な常識にもとづいた思慮」と理解しているのだが、それも、また、私たちに与えられているもう一つの理知である。著者は、それについて次のように述べている。

人々の心の片隅では、黒死病はヨーロッパ中世という一つの古い世界の凋落を予兆するものにほかならないという警鐘が鳴っていたのかもしれない。古典主義を更新することによって、新たな、また、近代的な正統性を付与された一つの文化が生まれる機運が整っていたからだ。だが、それは、けっして証明することができない、束の間の個人的な判断であって、私たちは、いかなる文化の歴史にもこうした感慨を抱かないわけにはいかない。

黒死病は、紛れもなく私たち人類が経験した最大のパンデミックだった。しかしながら、それは、過ぎ去った過去の「物語」であるわけではない。一九一八年以降のごく僅かの間に五〇〇〇万人もの人々の命を奪ったスペイン風邪や、過去二〇年間にその死者が二五〇〇万人に達しているエイズばかりか、昨今、世界の各地で猛威を揮っている新型コロナウイルス（COVID-19）がそれを裏書きしているからである。そもそも、病原体（細菌とウイルス）が引き起こす感染症の歴史は、エジプトのミイラにその痕跡が残されている天然痘や結核などに明らかなように、太古の昔まで遡っており、それ以降の実に長大な年月において医学が飛躍的な進歩を遂げた今日といえども、私たち人類が根絶することができた感染症は、天然痘の一つを数えるのみである。感染症との戦いがそれほどまでに困難をきわめているのは、読者諸賢がすでにご承知のように、その元凶である病原体が突然変異を繰り返すからである。黒死病は、従来、ペスト菌によって引き起こされた感染症（腺ペスト）だと考えられていたのだが、著者は、近年の生物・医学的な成果を踏まえて、炭疽病の菌株の突然変異体がペスト菌と同時に中世ヨーロッパを襲ったのだと推測している。そうした推測の当否にかかわらず、耐性菌（抗生物質に耐性をもった菌株の新種）が今日の医学に突きつけている難題は、細菌性の感染症の脅威が太古の昔とさほど変わらないことを物語っているといえるのではあるまいか？

細菌性の感染症は今なお私たちの生存を脅かしている疾患であり、ペストも、また、その例外ではないのだが、ウイルスが引き起こす感染症の脅威となると、その種の疾患とは比較を絶している。インフルエンザウイルスがいくつもの型に分類されていることに明らかなように、ウイルスは、きわめて頻繁に突然変異を繰り返すからだ。そもそも、スペイン風邪以降、何度となくパンデミックを引き起こしてきたインフルエンザウイルスそのものが、鳥類を宿主としていたウイルスが突然変異によってヒトに感染する手立てを獲得したのだと推測されており、今現在、私たちを震撼させている新型コロナウイルスの中間宿主の候補として取りざたされているのがコウモリ、ヘビ、センザンコウであることは、私たちの耳目に新しいところである。

感染症の歴史は太古の昔まで遡るのだが、人類とウイルスの関わりとなると、それは、私たちの時間／歴史感覚をゆうに越えている。私たち人類が古代のレトロウイルス感染の痕跡をその遺伝子の中にとどめていることは、一九七〇年代の半ばにはすでに知られており、それは、その当時、驚嘆に値する事実だと考えられていた。そればかりか、胎盤が機能するのに必須であるタンパク質シンシチンは、なんとウイルスに由来しているというのだ。シンシチンに関する知識は、ごく最近、訳者が新聞の紙面から得たものなのだが、その記事の著者である細胞生物学者、永田和宏は、「ウイルスは敵と思いがちですが、ウイルスの情報を自分の遺伝子の一部としてため込んでいるのが人間という存在。人間はウイルスとずっと共生してきた。ウイルスを撲滅しようとしても駄目で、いかに共生を図るか」と述べている。

こうした認識を、多くのウイルス学／細胞生物学の研究者たちは、当然のこととして受け容れているらしいのだが、それはともあれ、私たちは、感染症によるパンデミックに先手を打つことは、少なくとも、効果的な迎撃体勢を整えることはできない。そもそも、パンデミックとは、その元凶である細菌なり、ウイスルが、世界規模の災厄を引き起こすだけのなんらかの威力を新たに獲得したことを前提としているからだ。私たちは、パンデミックにたいしては後手に回らざるをえないよう運命づけられているのである。それ故、新型コロナウイルが引き起こしている今般のパンデミックに関し、我が国の医療行政に責任を負っている担当官たちによる初期対応に不手際があったことは否めない事実であるにせよ、その種の不手際を過度に非難するのは的外れである。私たちが注力しなければならないのは、不測の事態に迅速に、また、効率よく対応することができる環境を、それがあくまでも限定的たらざるをえないのは、パンデミックの特質上避けることができないという冷静な現実認識にもとづきながら、整備することにほかならない。この環境整備になにが現実的で、なにが非現実的かの判断には、この災厄からすでに得られている、また、これから得られるに違いない数々の教訓が役立つことだろう。だが、これは、医学の先端分野で研究・開発に精励している研究者たち、医療現場の従事者たちと医療行政の担当官たち、さらには「新型インフルエンザ等対策特別措置法」の諸規定に責任を負っている人たちにだけに課されている問題ではない。

新型コロナウイルス感染症の蔓延をとどめる一つの手段として我が国においても発出された「緊急事態宣言」に関して行われた世論調査によると、非常事態においては個人の権利がある程度制限されるのはやむをえない、と考えている日本国民の比率は、各国のそれに比べて著しく低く、三〇パーセント台だったという。それについてある識者は、先般の戦時下において国家によって強いられた言論統制と、個人の責任を厳しく問う社会的な風潮を指摘している。しかしながら、本当にそうなのか？　それは、個人の権利には応分の責任と義務が伴うという、民主主義のイロハのイの字がまるで理解できていないという、ただそれだけの話ではないのか？　人としてのそうした未熟さの非が当事者にあることは論を俟たないとはいえ、それについては、ありとあらゆる事柄を安直な因果律によってとも容易に絡め取る術《すべ》に長けている、また、その故に、社会的には識者と呼ばれているオピニオンリーダーたちの胡乱な言辞の非も、また、厳しく問われなければならないのではあるまいか？　私たちは、成長の過程において、あるいは、その一生を通して責任ある倫理主体（人格）を確立する努力を積み重ねなければならないのだが、数多くのオピニオンリーダーたちによる胡乱な言辞は、そうした努力を著しく損ねてきたのではあるまいか？「風が吹けば桶屋が儲かる」といった類の一つ話の因果律の荒唐無稽さを笑わない人は、おそらく、誰一人としていないことだろうが、また、それは、その種の一つ話が当初から意図している戯言《たわごと》なのだが、倫理主体のあるべき姿（人としての品性）をけっして問おうとはせず、人々の思考や行動の傾向を、あれこれの社会的な事象の所産として纏めあげてみせただけの、薄っぺらな解説が俗耳に入りやすいのは、また、人の世の常でもあるからだ。

新たな病原体は、いつどこで発現しても不思議ではない。また、国内のみならず国際間の交通量が飛躍的に増大した今日、そうした病原体が、黒死病が猖獗をきわめた中世ヨーロッパを彷彿させるパンデミックを引き起こさないという保証はどこにもない。事実、「世界保健機構」（WHO）は、近年、世界の各地で流行している鳥インフルエンザがいつ突然変異を引き起こしてヒトに感染する新型インフルエンザに変身し、きわめて深刻なパンデミックを世界の各地に引き起こしたとしてもおかしくないと警告し、そのウイルスの変異体が強い毒性をそのまま保持していた場合、犠牲者は、最大で五億人に達すると試算している。

これは、あくまでも自然環境の中で発現する病原体が引き起こす恐れを秘めているパンデミックなのだが、私たちは、人為的に作出された病原体が引き起こす恐れのあるパンデミックも、また、想定しておかなければならないのではあるまいか？　いくつかの国々が生物兵器の開発に注力してきた歴史を有していることは周知の事実であり、ソ連邦の崩壊後、極秘裏に量産、備蓄されていた天然痘のウイルス株と生物兵器開発技術が国外に流出した可能性すら指摘されているからである。その種の病原体がなんらかの不手際によって、あるいは、悪意によって流出しないという保証はどこにもない。二〇〇一年にアメリカ合衆国において突発したバイオテロ事件――合衆国の大手テレビ局や出版社、上院議員に炭疽菌が封入された封筒が送りつけられ、この炭疽菌への感染によって五名が肺炭疽を発症して死亡し、一七名が負傷した――を考えてみれば、これは、決してたんなる杞憂ではあるまい。事実、合衆国は、そうした事態に対処しようとして二〇一〇年までに天然痘ワクチンの備蓄を五億人分にまで増大させている。

その種の病原体が引き起こす恐れがあるパンデミックを可能なかぎり早い段階で収束に向かわせるうえで、私たちは、医療体制の整備に過度な期待を掛けるわけにはいかない。パンデミックに関しては、その特質上、医療体制の整備には、様々な制約が伴うからである。それは、「天然痘ワクチンの大量備蓄」といった、たんなる「保険」への出費に国民のコンセンサスが得られるとはとうてい考えられないこと、それが良かれ悪しかれ、我が国の現状であることにも明らかだろう。パンデミックを視野に入れた医療体制の整備は、ひたすらそれを追い求めれば際限がない。それ故、行政は、なにが現実的で、なにが非現実的かを策定するうえで国民感情を反映させなければならない。それは、いずれにせよ国民の背丈を越えることができない。それは、国民の背丈に見合った限定的なものたらざるをえないのである。このように考えてみれば、ここでカギを握っているのが私たち一人ひとりの「健全な常識にもとづいた思慮」であることが理解されるのではあるまいか？　それは、「国民の背丈に見合った限定的な整備」を最適化してくれる、つまり、高度に現実的なものにしてくれるからである。また、そうした「思慮」から導き出される、機に臨んで変に応じた行動が私たち一人ひとりの命を守ってくれることは、改めて言挙げするまでもあるまい。

令和二年五月五日

久保儀明

索　引

ア行

カ行

サ行

タ行

ナ行

ハ行

ヤ行

ラ行

ワ行

黒死病に関する参考書目（批判的な立場から）

歴史的な情況

下記は、黒死病が流行した時代のイングランドの政治的、経済的な情況の手引きとして不可欠な書目である。Maurice H. Keen, *English Society in the Later Middle Ages* (London : Penguin, 1990) ; Stephen H. Rigby, *English Society in the Later Middle Ages : Class, Status, and Gender* (New York : St. Martin's, 1995) ; Michael Prestwich, *The Three Edwards* (London : Weidenfeld and Nicholson, 1980) ; W. Mark Ormrod, *The Reign of Edward III* (New Haven : Yale University Press, 1990) ; John Hatcher, *Plague, Population and the English Economy* (London : Macmillan, 1977) ; Christopher Dyer, *Standards of Living in the Late Middle Ages* (New York : Cambridge University Press, 1989) ; Paul Strohm, *Social Chaucer* (Cambridge, Mass. : Harvard University Press, 1989) ; Clifford J. Rogers, *The Wars of Edward III* (Rochester, N.Y. : Boydell, 1999) ; Rodney H. Hilton, *Bondsmen Made Free* (New York : Methuen, 1977) ; Barbara W. Tuchman, *A Distant Mirror : The Calamitous Fourteenth Century* (New York : Knopf, 1978) ; Jonathan Sumption, *The Hundred Years War, 2 vols.* (Philadelphia : University of Pennsylvania Press, 1991, 1999) ; Nigel Saul, *Richard II* (New Haven : Yale University Press, 1997) ; and Michael Bennett, *Richard II and the Revolution of 1399* (Gloucestershire : Sutton, 1999). Prestwich と Rigby の著作と Sumption の著作の第一巻は、とりわけ啓発されるところが多い。

文学、知性、宗教の歴史については、1933年に初版が出版されている下記の二冊の書籍が今なお色褪せない魅力をもっている。G. R. Owst, *Literature and Preaching in Medieval England* (New York : Barnes and Noble , 1966) ; Karl Young, *The Drama of the Medieval Church* (Oxford : Clarendon Press, 1967). このほかには、読みごたえのある三冊の書籍が近年出版されている。Gordon Leff,

Bradwardine and the Pelagians (London : Cambridge University Press, 1984) ; Edward Grant, *The Foundation of Modern Science in the Middle Ages* (London : Cambridge University Press, 1996) ; Norman Kretzmann et al. eds., *The Cambridge History of Later Medieval Philosophy* (Cambridge : Cambridge University Press, 1982). Donald R. Howard, *Chaucer : His Life, His Works, His World* (New York : Dutton, 1987) は、この種の主題に関する最良の著書であって、論旨の展開も水際立っている。Paul Binski, *Medieval Death* (Ithaca, N.Y. : Cornell University Press, 1996) は、周到で学究的な著作であって、洞察力に富んでいる。Jean Delemeau, *Sin and Fear* (New York, 1991) は、奇警で冗長だとはいえ、興味深い。Ann Hudson, ed., *Selections from English Wycliffite Writings* (Toronto : University of Toronto Press, 1997) の概論と注解はきわめて高い価値をもっている。Caroline Walker Bynum and Paul Freedman, eds., *Last Things : Death and Apocalypse in the Middle Ages* (Philadelphia : University of Pennsylvania Press, 2000) も、また、有益であり、とりわけ、Laura A. Smoller の論文が優れている。

黒死病が美術と文学に与えた強烈な衝撃を論じたものとしては、Millard Meiss, *Painting in Florence and Siena After the Black Death* (Princeton University Press, 1957, 1964) ; Daniel Williman, ed., *The Black Death : The Impact of the Fourteenth Century Plague* (Binghamton : N.Y. : Center for Medieval and Renaissance Studies, 1982) をあげることができるのだが、とりわけ、Aldo S. Bernardo and Robert E. Lerner の論文が優れている。Meis が、北イタリアの美術は1340年代の災厄以降、Giotto の人本主義的な自然主義から離れて12世紀の宗教的な抽象主義に復帰したと論じたことは広く知られている。黒死病が流行しなかったとしたら美術と文学がそのような道筋を描いて発達したかを私たちは推測することはできないのだが、筆者は、個人的には、14世紀末期の文化の発達は黒死病の影響をほとんど被っていないと考えている。

Barbara F. Harvey, *Living and Dying in the Middle Ages* (London : Oxford University Press, 1993) は、黒死病以降の修道院の暮らしぶりに関する著作のなかでも名著の一つであり、主としてウエストミンスター寺院に所蔵されている詳細な記録文書に依拠している。中世末期の詩人や風刺詩の作家たちは、修道士を肥え太

った大食らいとして描き出しているのだが、同時代の詩人たちが抱いていたこうした憤慨に歴史学者たちは異を唱えているのだろうか？　本書は、詩人や風刺詩の作家たちの憤慨がもっともだったことを明らかにしている。

イタリアを襲った黒死病については下記の著作を参照されたい。William M. Bowsky, *A Medieval Italian Commune : Siena Under the Nine 1287-1355* (Berkeley : University of California Press, 1981) ; John Henderson, "The Black Death in Florence," in S. Bassett, ed., *Death in Towns* (Leicester : University Press, 1992) ; Samuel K. Cohn, Jr., *The Cult of Remembrance and the Black Death : Six Renaissance Cities in Central Italy* (Baltimore : The Johns Hopkins University Press, 1992).

結論から先に言えば、黒死病の生物医学的な位置づけと黒死病が社会に与えた影響については、下記の壮大な二つの研究が組織的に実施され、それがほぼ完了しないかぎり、明確にすることはできないものと思われる。

1）14万4000年にまで遡るヒトの歴史的な遺伝学的地図の製作作業は、ほぼ終局を迎えようとしている。ヒトの化石や細胞の遺伝学的な分析を含めたDNA研究は、14世紀中葉の汎発流行病の生理学的、生化学的な要因の解明には不可欠である。ヒトの細胞は、極寒の永久凍土層から掘り出された死体から発見される確率がもっとも高い。これまでに達成されたその種の研究から判断するかぎり、黒死病に由来する遺伝子構造を受け継いでいる人たちは、エイズに対する免疫をもっているものと思われる。

2）人口統計学的、社会的、経済的、政治的な変化の潮流を確実に読み取ろうとすれば、14世紀のイングランドの裁判、荘園、都市生活に関する途方もない程膨大な歴史文書をまさにシラミつぶしに徹底的に調査しなければならない。Zvi Raziが人口統計をとるために1980年代と1990年代におこなった荘園裁判所の公文書の研究、とりわけ、*Life, Marriage, and Death in a Medieval Parish*, Cambridge University Press, 1980は、そうしたきわめて詳細な研究によって達成された業績である。イングランドの王立、あるいは、地方の裁判所の膨大な公文書だけをとりあげてみても、その研究には一世代の歴史学者たちが取り組むだけの労力を必要とする。だが、こうした巨大なプロジェクトへ

の取り組みを鼓舞したり、それに報いるシステムはごく僅かしかない。研究を支援している財団や基金は、もはやこの種の長期プロジェクトには興味を示さないからである。

黒死病に関する一般的な著作

Phillip Ziegler, *The Black Death* (London : Sutton, 1997, originally published in 1965). 初版の出版以降、版を重ねているが本文には変わりがない。この版には写真が新たに加えられている。読みごたえのある一書だが、時代遅れの感は否めない。

Jean-Noel Biraben, *Les Hommes et la Peste*, 2 vols. (The Hague : Mouton, 1975). フランスのアナレス学派の特徴を備えた著作で、冗長で的が絞りきれていないばかりか、時代遅れの感は否めない。だが、フランスにおける黒死病、とりわけ、ボルドーに関する記述は価値を失っていない。

Robert Gottfried, *The Black Death : Natural and Human Disaster in Medieval Europe* (New York : The Free Press, 1983). Zeigler の著作と同種のものだが、内容と論旨の展開においてすぐれている。だが、その一年後に出版された Graham Twigg の生物医学的な研究は、似通ったテーマを扱いながら、その位置づけに新たな解釈を施している。関係書目はすぐれているが、本文にもう一歩の踏み込みが欠けている点が惜しまれる。

David Herlihy, *The Black Death and the Transformation of the West*, ed. (序説の執筆者：Samuel K. Cohn, Jr.) (Cambridge, Mass. : Harvard University Press, 1997). この著作の出版年は、事実と異なっている。本書の三つの章は、1985年にメイン大学で Herlihy がおこなった公開講座のテキストに、その門下生の Cohn が、Herlihy の死後、夫を熱愛していた、また、その出版を強く望んでいた未亡人の強い要請を受けてほんの少しばかりの手を加えて自著に収録したものである。第一章「歴史的な流行病と医学的な問題」は、熟読に値するとはいえ、Herlihy が公開講座をおこなった1985年の一年前にすでに出版されていた Twigg の著作を Herlihy はまったく認めておらず、そうしたスタンスをとることによって Herlihy は、自らの論旨の価値を著しく損ねている。最後の二つの章は、Herlihy としては珍しく根拠を欠いた推論に終始しており、その価値は論じるに値しない。

Cohn の周到な序説はすぐれている。

Colin Platt, *King Death : The Black Death and Its Aftermath in Late-Medieval England* (Toronto : University Press, 1997 ; first published 1996). Platt の著作はすべてそうなのだが、考古学の知識は実に印象的であり、写真の選択もきわめてすぐれている。本書は、主として黒死病が社会と経済に与えた衝撃を扱っており、最近の研究に依拠しているのだが、今なお出版されておらず（したがって研究もされていない）歴史文書が膨大であることを考慮すれば、内容が断片的で表面的であるとの感は否めない。

ユダヤ人

最近の研究にもとづき世俗的な観点から簡潔にこのテーマを扱ったものとしては、Norman F. Cantor, *The Sacred Chain : A History of the Jews* (London : Fontanta, 1996) を参照されたい。主だった詳細な研究書としては、下記のものがある。Salo W. Baron, *A Social and Religious History of the Jews*, 2nd. ed., vols. 8-10 (New York : Columbia University Press, 1971-73)（学問的な労作だが、読み物としての面白さには欠ける）、Solomon D. Goitein, *A Mediterranean Society*, 6 vols. (Berkeley : University of California Press, 1967-93)（冗長だが、読む楽しさを与えてくれる）、Simon M. Dubnow, *A History of the Jew in Russia and Poland from the Earliest Times* (New York : KATV, 1975 ; originally published in Yiddish, 1920)（もはや古典に属する著作だが、その魅力は今なお色褪せていない）、Moshe Idel, *Kabbalah : New Perspectives* (New Haven : Yale University Press, 1988)（論旨に曖昧な点があるとはいえ、重要な著作である）、Stephen Sharot, *Messianism, Mysticism and Magic* (Chapel Hill : University of North Carolina Press, 1982)（才気縦横で、切り口も鋭利である）。ヘブライ大学の二人の偉大な学者の著作に目を通すことなく中世ユダヤ史を論ずることは不可能だが、そうした著作の一例としては、Yitzhak F. Baer, *Galut* (Lantham, Md. : University Press of America, 1988 ; originally published in Hebrew, 1974) ; Gershom Scholem, *Kabbalah* (New York : Dorset, 1987, originally published in Hebrew, 1947) がある。ユダヤ人以外の学者が書いたキリスト教徒の反ユダヤ主義に関する著作は、ゆうに一つのジ

ャンルを形作っているのだが、そのなかでも最良のものは、Friedrich Heer, *God's First Love*（New York : Weybright and Talley, 1970）である。Heinrich Graetzの古典的な八巻本*History of Jews*は、まずドイツ語で1870年代に出版され、それ以降版を重ねるとともに訳本も数多く出版されているが（イディッシュの訳本は英語の訳本よりはるかにすぐれているのだが、これは驚くには当たらない）、本書は、今なお読むに値するきわめて大きな価値をもっている。Graetzの中世研究には間違いを何一つとして指摘することができないほどなのだが、それを支えているのは、彼の民族特有の好戦的愛国主義と、何かと問題を含んでいるローマカトリック教会に対する不退転の敵意である。

黒死病の専門的研究書

Mark Ormrod and Phillip Lindley, eds., *The Black Death in England*（Stamford, U.K. : Paul Watkins, 1995）. Jeremy Goldbergが本書のためにつけている概論は、確定的ではないにしろ、示唆に富んでおり、熟読に値する。エドワード三世の統治について該博な知識の持ち主であるMark Ormrodの本論は「黒死病以降のイングランドの政治」を考察したものなのだが、Ormrodが14世紀のイングランドに加えている考察には常に周到な配慮が払われており、本書もその例に漏れないとはいえ、国王が法律制度の管理を放棄したというOrmrodの確信は説得力に欠けている。N. F. Cantor, *Imagining of the Law*（New York : HarperCollins, 1997）と比較されたい。

Robert C. Palmer, *English Law in the Age of the Black Death : A Transformation of Governance and Law*（Chapel Hill : University of North Carolina Press, 1993）. Palmerは宮廷の記録文書の渉猟に精励しており、そうした文献批判にもとづいた彼の論考は綿密な配慮に裏づけられている。その論旨はOrmrodの主張と対極に位置しており、Palmerは、黒死病が引き起こした混乱を建て直すため、王国政府は、議会制定法によって立法と行政の中央集権化の度合いを強めたと確信している。黒死病が引き起こした法的、政治的な問題は、中世の統治機構に固有の構造に起因していたものと思われる。つまり、中央に権力を集中させようとする野心的な努力がなされていた一方、現実的にはそのなし崩しと分権化が進んでい

たのである。

Rosemary Horrox, ed., *The Black Death* (Manchester University Press, 1994). 本書は原史料の集成なのだが、翻訳もすぐれていて注釈も詳細であり、一般的な文献に比べれば説話や詩文がふんだんに取り入れられている。

生物医学的な側面

William H. McNeill, *Plagues and Peoples* (New York : Anchor, 1998 ; originally published in 1976, new preface, 1998). この溌溂とした先駆的な研究によって、大胆で機略縦横なシカゴ大学の世界的な歴史学者 McNeill は、生物医学の歴史に対する世人の関心を大いに高めた。若い歴史学者たちが汎発流行病の社会史の可能性に目覚めたのは本書に負うところが大きい。McNeill は、モンゴル人の移住と征服こそペストの歴史のカギを握っていると考えていたのだが、この発想には重要な意義が込められているものと思われる。

Carol Rawcliffe, *Medicine and Society in Later Medieval England* (London : Sutton, 1997, first published in 1996). 理に適った入念な論考によって構成されている本書は、歴史を現代に蘇らせた第一級の著作である。*Epidemics and Ideas*, T. Ranger and P. Slack, eds. (Cambridge University Press, 1992). 本書は、歴史を見る視点の設定に興味深い工夫が凝らされていると同時に有益な情報を与えてくれる。

Graham Twigg, *The Black Death : A Biological Reappraisal* (London : Batsford, 1984). 本書は、英国の動物学者が著した、黒死病の生物医学的な歴史に関するもっとも重要な作品である。本書を精読したにもかかわらず、黒死病がペストだけによって引き起こされた災厄であるとの確信を変えない人がいたとしたら、筆者は、そうした確信の根拠を理解することができない。Twigg は炭疽病がかかわっていた確率が高いと確信しているのだが、たとえそうした確信には議論の余地があるとしても、炭疽病、あるいは炭疽病に類似したなんらかの家畜の伝染病がかかわっていたものと思われる。

Fred Hoyle and Chandra Wickramasinghe, *Our Place in the Cosmos : The Unfinished Revolution* (London : Phoenix, 1996, originally published in 1993). 人類の生命ばかりか感染性疾患の起源を宇宙に求めているケンブリッジ大学

の Fred Hoyle は、天体物理学の分野では世界的にも著明な偉大な科学者の一人である。

Paul Davies, *The Fifth Miracle : The Search for the Origin and Meaning of Human Life* (New York : Simon & Schuster, 1999). 1995年に科学に関する著作によってテンプレトン賞を受賞した理論物理学者 Davies はあくまでも真摯な著述家であって、奇人、変人の類いではない。彼も、また、感染性疾患と人類の生命の起源は宇宙であると主張している。

Paul W. Ewald, *Evolution of Infectious Disease* (New York : Oxford University Press, 1994). 著者は、主だった感染性疾患の起源がアフリカであるとの仮説を議論の余地のない推論にまで高めたアメリカの著明な生物学者。本書は難解だが重要である。

アフリカとのかかわり

古生物学の研究者たちは、人類発祥の地とその時代について久しく激論を闘わせてきたのだが、この問題は決着がつこうとしているように思われる。今日では、こうした科学者たちのほとんどすべてが、人類の誕生と、それに附随する感染性疾患による人命に対する脅威がほぼ250万年前のケニア、タンザニア、エチオピアの国境近辺の東アフリカにまで遡ると信じているからである。この主題に関して近年著された書目のなかでもっとも重要なものとしては、Virginia Morrell, *Ancestral Passions : The Leakey Family and the Quest for Mankind's Beginnings* (New York : Simon & Schuster, 1995)（世人の注目を浴びなかったとはいえ第一級の著作であるばかりか、読む楽しさを満喫させてくれる）、Roger Lewin, *The Origin of Modern Humans* (New York : Scientific America, 1993); Colin Tudge, *The Time Before History* (New York : Scribner, 1996)（才気溢れた筆致によって思考力を絶えず刺激してくれる）、Richard Leakey, *The Origin of Mankind* (New York : Basic Books,1994) ; Donald Johnson and Blake Edgar, *From Lucy to Language* (New York : Simon and Schuster, 1996) などがある。

最近の生物医学的な視点

最新の、あるいは、近年に達成された生物医学研究の成果にもとづいて近年刊行された下記の三冊の著作は、中世に蔓延した感染性疾患に対して何らかの興味をそそる光を投げかけてくれる。Jeanne Guillemin, *Anthrax. Investigation of a Deadly Outbreak*（Berkeley : University of California Press, 1999）; James Le Fanu, *The Rise and Fall of Modern Medicine*（London : Little, Brown, 1999）; Gina Kolotka, *Flu*（New York : Farrar Strauss & Giroux, 1999）.

Kolotkaの著作は、1918年に大流行したいわゆるスペイン風邪の実体を究明しようとする、これまで誰一人として成功したことがない試みに挑戦した劇的な物語である。Guilleminの著作は、合衆国政府が生物兵器の製造の中止を公言した1972年以降もソ連邦がその製造を中止せず、炭疽菌の製造を少なくとも1990年までは秘密裏に続けており、今なおそれを継続している可能性があることを指摘している。Le Fanuの著作は、1940年代に開発されたペニシリンをはじめとする様々な抗生物質の効力と限界を扱った魅力的な一書である。これは、筆者がこれまで読んだことがある、生物医学の分野の科学と体制に関する著作のなかでもっともすぐれている。*Betrayal of Trust : The Collapse of Global Public Health*（New York : Hyperion, 2000）において、生物医学の分野を手掛けているジャーナリストであり、すでに賞を受賞してもいるLaurie Garrettは、近年、汎発流行病の数が増加しているにもかかわらず、そうした疾病と闘っている医学研究に対する各国政府の援助が不十分であると激しく非難しているのだが、とりわけ厳しい糾弾の矢面にさらされているのはロナルド・レーガン大統領と合衆国政府である。本書のアプローチは、分析よりも物語性に重きをおいており、1990年代にインドで大流行した肺ペストの記述にも紙幅を割いている。

Stephen Porter, *The Great Plague*（Gloucestershire : Sutton, 1999）は、1665年にロンドンを襲ったペストを扱っているのだが、黒死病ともいくぶんのかかわりをもっている。また、本書の写真はきわめてすぐれた効果を発揮している。

映画

イングマール・ベルイマンが1957年に製作した傑作『第七の封印』のほかに腺ペストに焦点を当てた映画が二本ある。1988年にニュージーランドで製作された『ウィザード』の舞台設定は、黒死病が蔓延していたカンブリア（イングランドの北西部）の炭坑の村であって、ペストの衝撃とその恐怖が生々しく描き出されている。1950年に製作されたハリウッド映画、『暗黒の恐怖』は、リチャード・ウィドマーク演じる公衆衛生医師がニューオリンズ州でペストの勃発に遭遇する物語である。この物語が描いている不安と混乱は、今日の私たちにも当てはまるものだが、そうした事情は将来についても変わりはない。

謝 辞

英語とフランス語の貴重な史料研究によって筆者を援助していただいたアンソニー・グロス博士に感謝の言葉を申し上げておきたい。Free Press/Simon & Schuster 社の編集者諸氏、ブルース・ニコルズ、ダニエル・フリードバーグ、筆者の著作代理人アレキサンダー・ホイの諸氏からいただいた激励とアドバイスにも感謝申し上げる。

10年前、筆者は、フルブライト法によってテルアビブ大学に派遣され教鞭をとっていたとき、本書で扱った問題のいくつかを、14世紀イングランド社会史の大家であり、14世紀イングランドの農民の生活に関する研究によって新たな地平を切り拓いたズヴィ・ラーズィー教授と個人的に論じ合ったことがある。

筆者の秘書のエロイーズ・ヤコブ・ブルナー女史には出版社に渡すディスクを用意してもらったばかりか、図書館の文献、史料の確認をしてもらった。ニューヨーク大学のボブスト図書館とプリンストン大学のファイヤーストーン図書館のスタッフの方々からは常に変わることのない御協力と御好意をいただいたことに感謝申し上げる。ニューヨーク大学の芸術・科学学部の学部長からは研究基金を提供していただくという御協力をいただいた。

トロント大学のエドワード・I・トムソン教授とアイスランド大学のグンナ・カールソン教授からは、それぞれ未刊の論文「炭疽病と黒死病のもう一つの視点」と「中世腺ペスト研究におけるネズミの絶滅」を読ませていただいた。この場を借りて感謝の言葉を述べておきたい。この二つの論文は、いずれも1999年7月にリーズ大学において開催された中世研究会議の席上で報告されたものである。

本書の草稿に対して貴重な批評と本書の刊行の意義に励ましの言葉をいただいたミシェル・クランシーとマイケル・プレストウィッチの両氏に感謝申しあげる。また、ウィリアム・ビアズとブライアン・パトリック・マクガイアーの両氏からも洞察に富んだ批評をいただいた。

草稿に対して有益な評言を下さったナンシー・シルバー・シャリと、大洪水の記憶に関する啓発的な二本の論文を拝読させていただいたミシガン州立大学精神医学部の名誉教授ヘンリー・クリスタル博士に感謝申し上げる。

黒死病　新装版

2020年6月20日　第1刷印刷
2020年6月30日　第1刷発行

著者――ノーマン・F・カンター
訳者――久保儀明＋楢崎靖人
発行者――清水一人
発行所――青土社
東京都千代田区神田神保町1-29　市瀬ビル　〒101-0051
電話03-3291-9831（編集）　3294-7829（営業）
郵便振替00190-7-192955
印刷・製本所――ディグ

装幀――今垣知沙子

Printed in Japan　ISBN 978-4-7917-7286-5